Maftei Nicoleta-Maricica
Bahrim Gabriela
Cotarlet Mihaela

Os probióticos na promoção da saúde e o seu efeito terapêutico

Maftei Nicoleta-Maricica
Bahrim Gabriela
Cotarlet Mihaela

Os probióticos na promoção da saúde e o seu efeito terapêutico

ScienciaScripts

Imprint

Cover image: www.ingimage.com

This book is a translation from the original published under ISBN 978-613-4-90751-4.

Publisher:
Sciencia Scripts
is a trademark of
Dodo Books Indian Ocean Ltd. and OmniScriptum S.R.L publishing group

120 High Road, East Finchley, London, N2 9ED, United Kingdom
Str. Armeneasca 28/1, office 1, Chisinau MD-2012, Republic of Moldova, Europe
Printed at: see last page
ISBN: 978-620-8-09337-2

Conteúdo

Probióticos na promoção da saúde e efeito terapêutico na prática clínica: Uma visão geral

Autores:

Nicoleta Maftei Aron[1] , Mihaela Cotârleț[2,3] , Monica (Găureanu) Boev[1,2] , Gabriela Bahrim[2]

[1]Departamento de Ciências Farmacêuticas, Faculdade de Medicina e Farmácia, Universidade "Dunărea de Jos", 35 A.I. Cuza Street, 800010, Galați, România

[2]Departamento de Ciência Alimentar, Engenharia Alimentar, Biotecnologia e Aquacultura, Faculdade de Ciência e Engenharia Alimentar da Universidade "Dunărea de Jos", Rua Domnească, n.º 111, 800201, Galați, Roménia

[3]Departamento de Ciências, Faculdade Transfronteiriça de Humanidades, Economia e Engenharia (Cahul - República da Moldávia), Universidade "Dunărea de Jos", Rua Domnească, n.º 111, 800201, Galați, România

Prefácio

O microbioma humano é um mundo vivo invisível com um controlo muito fino da qualidade de vida do hospedeiro a muitos níveis. A estimulação do crescimento, da multiplicação e da colonização dos microrganismos benéficos parece ser essencial para promover uma vida mais longa e saudável.

Os dados científicos e práticos sobre os probióticos e as suas implicações no aumento da qualidade de vida são muito dinâmicos, os relatórios publicados actualizam-nos frequentemente com novas e surpreendentes propriedades e efeitos na saúde do organismo humano e animal.

Hoje em dia, a estimulação *in vivo* das actividades metabólicas dos probióticos para fins terapêuticos é cada vez mais frequente, utilizando os princípios avançados da ómica para controlar os componentes do microbioma dos consórcios e a sua capacidade de libertar as moléculas terapêuticas e melhorar estas microcélulas como veículos naturais de libertação de fármacos para provocar efeitos terapêuticos.

Ao aplicar as técnicas avançadas de sequenciação do genoma e do metagenoma e ferramentas mais poderosas para editar e modificar os genomas bacterianos, foi possível desenvolver uma nova era na investigação sobre probióticos, que permite desenvolver a próxima geração de probióticos que respondem a necessidades e questões específicas dos consumidores, capazes de promover ativamente a saúde.

A próxima geração de probióticos deve demonstrar a sua eficácia e segurança em paralelo com os microrganismos tradicionais com longos antecedentes de utilização segura e com microrganismos não testados sem essa aceitação histórica. Provavelmente, no futuro, os novos probióticos fundir-se-ão com os probióticos actuais ou seguirão uma via farmacêutica para o mercado através do desenvolvimento de novos produtos bioterapêuticos vivos. Assim, o desenvolvimento de estirpes de bactérias do microbioma humano como probióticos da próxima geração, para alimentos, suplementos dietéticos, aplicações farmacêuticas e cosméticas, representa desafios futuros para os cientistas e as empresas que produzem microrganismos de arranque comerciais e também para a indústria.

Por esta razão, tanto os cientistas académicos como os fabricantes são confrontados com um conjunto de desafios nas últimas décadas por aqueles que se dedicam à investigação de probióticos, a fim de expandir a sua lista e concluir os ensaios pré-clínicos de segurança e eficácia no corpo humano.

Este livro sobre os efeitos de diferentes microrganismos probióticos na prevenção de doenças e na melhoria da saúde humana visa uma atualização neste domínio. Espera-se que a contribuição descreva a importância dos valiosos microrganismos nos benefícios para a saúde humana e o seu considerável potencial de mercado.

Capítulo 1. Introdução

Há muito que se sabe que o corpo humano é um ecossistema por si só, constituído não só por células humanas mas também por micróbios, também conhecidos como microbiota comensal. O corpo proporciona um ambiente estável para o microbioma associado, enquanto os micróbios protegem o corpo defendendo-o contra a colonização de agentes patogénicos e estimulando o sistema imunitário do hospedeiro (Chua et al., 2017).

A palavra "probiótico" vem do grego e significa "para a vida". Muito provavelmente, foi Ferdinand Vergin que inventou o termo "probiótico" em 1954, no seu artigo intitulado "Anti-und Probiotika", comparando os efeitos nocivos dos antibióticos e outros agentes antibacterianos no microbiota intestinal com os efeitos benéficos ("probiotika") de algumas bactérias úteis (Vergin, 1954). Algum tempo depois, em 1965, Lilly e Stillwell descreveram os probióticos como microorganismos que estimulam o crescimento de outros microorganismos (Lily e Stillwell, 1965). A definição de probióticos foi modificada e alterada muitas vezes. Para enfatizar a sua origem microbiana, Fuller (1989) afirmou que os probióticos devem ser microrganismos viáveis que devem exercer um efeito benéfico no hospedeiro associado (Fuller, 1989). Por outro lado, Guarner e Schaafsma (1998) indicaram o uso necessário de uma dose apropriada de organismos probióticos para alcançar o efeito esperado (Guarner e Schaafsma, 1998). A definição atual, formulada em 2002 pelos peritos do grupo de trabalho da FAO (Organização das Nações Unidas para a Alimentação e a Agricultura) e da OMS (Organização Mundial de Saúde), indica que os probióticos são "estirpes vivas de microrganismos rigorosamente selecionados que, quando administrados em quantidades adequadas, conferem um benefício para a saúde dos organismos hospedeiros" (FAO, 2002). Esta definição foi mantida pela International Scientific Association forProbiotics and Prebiotics (ISAPP) em 2013 (Hill et al., 2014).

Os probióticos podem ser ingeridos na forma de alimentos funcionais, nutracêuticos ou como medicamentos (Domingo, 2017), mas os mais comumente consumidos em todo o mundo são na forma de iogurte ou outros produtos lácteos fermentados. Embora os probióticos sejam encontrados e administrados em muitas formas diferentes, incluindo uma ampla variedade de suplementos dietéticos e alimentos funcionais, o consumo de probióticos em suas várias formas é comum e está aumentando rapidamente. Nos Estados Unidos, 3,9 milhões de adultos usaram suplementos probióticos ou prebióticos em 2015 - um aumento de quatro vezes em relação a 2007 (Clarke et al., 2015). Enquanto o crescimento global na indústria de suplementos nutricionais abrandou para 5% em 2014, os probióticos cresceram 14,2%, com quase 1,4 mil milhões de dólares em vendas (Bradley et al., 2015) e prevê-se que o mercado global de probióticos atinja um valor de faturação de 46,55 mil milhões de dólares até 2020 (http://www.marketsandmarkets.com/PressReleases/probiotics.asp). Para além da utilização generalizada entre os consumidores, um estudo recente revelou que 96% dos hospitais utilizavam probióticos como parte dos cuidados clínicos em regime de internamento (Yi et al., 2016). O uso crescente de probióticos em hospitais e entre o público em geral demonstra a crescente importância da pesquisa clínica sobre probióticos para a saúde pública (Parker et al., 2018). (Parker et al., 2018). À medida que os consumidores tomam consciência do impacto do que comem na sua saúde, tendem a procurar alimentos funcionais. Tem-se dado mais atenção à prevenção de doenças do que à cura e, por isso, os alimentos que contêm probióticos são abundantes no mercado (Daliri e Lee, 2015).

Atualmente, os resultados de estudos clínicos confirmam o efeito positivo dos probióticos em doenças gastrointestinais (por exemplo, síndrome do intestino irritável, perturbações gastrointestinais, eliminação de *Helicobacter* spp., doença inflamatória intestinal, diarreias) e doenças alérgicas (por exemplo, dermatite atópica). Muitos estudos clínicos provaram a eficácia dos probióticos no tratamento de doenças como a obesidade, a síndrome de resistência à insulina, a diabetes de tipo 2 e a doença hepática gorda não alcoólica. Além disso, os efeitos positivos dos probióticos na saúde humana foram demonstrados através do aumento da imunidade do organismo (imunomodulação). Os relatórios científicos mostram também os benefícios da utilização profilática de probióticos em diferentes tipos de cancro e os efeitos secundários associados ao cancro. Muitos estudos clínicos provaram a eficácia dos probióticos, e as doses recomendadas de probióticos são as que foram utilizadas num caso particular (Markowiak e Slizewska, 2017).

Os objectivos deste resumo são os seguintes 1) diferentes questões dos probióticos, especialmente no que se refere aos aspectos medicinais e farmacêuticos, 2) mecanismo de ação e 3) efeitos benéficos dos probióticos na saúde.

Capítulo 2. Microrganismos probióticos

Os probióticos não são uma invenção, eles existiam como microrganismos indígenas (não starters, culturas artesanais) na microbiota de alimentos tradicionais, como produtos vegetais fermentados, peixes salgados e produtos de carne, produtos lácteos fermentados, ou diferentes tipos de queijos e assim por diante, desde os tempos antigos (Amara, 2012). Estes produtos contêm diferentes tipos de bactérias úteis. É possível que a primeira utilização efectiva de alimentos contendo probióticos tenha sido o leite fermentado (Hosono, 1992). Os seres humanos aprenderam que o leite fermentado tem um bom sabor. Mais tarde, aprenderam a transformá-lo em queijo, iogurte e assim por diante (Amara, 2012). Antes da descoberta do microscópio, os seres humanos sabiam como preparar diferentes tipos de produtos lácteos com diferentes sabores, estruturas e propriedades funcionais (Amara, 2012). Este é o resultado da ação de diferentes actividades de consórcios microbianos induzidas por diferentes propriedades metabólicas (Bourdichon et al., 2012). O público, globalmente, transfere essas informações para a produção de alimentos de geração em geração até hoje. Na verdade, não sabemos o ponto de partida para o primeiro uso de alimentos contendo probióticos, particularmente para aplicações medicinais. Pode ser que os probióticos tenham sido descobertos pelo primeiro ser humano que utilizou produtos lácteos, ou, pode ser com outras substâncias que não o leite! como os outros diferentes tipos de alimentos fermentados. No entanto, condições físico-químicas específicas, intrínsecas e extrínsecas, ambientais e biológicas, favoreceram certamente o leite azedo tradicional ou os produtos lácteos cultivados, tais como Kefir, Koumiss, Leben e Dahi, como afirma Hosono (1992). O público distribui histórias sobre a origem de alguns tipos de probióticos e que alguns têm origem religiosa, como a origem do Kefier. Amara (2012), descreve alguns dos probióticos utilizados pela civilização faraónica, que os egípcios ainda utilizam hoje em dia. Estes incluem leite, sementes, peixe e alguns outros produtos. No entanto, talvez tenha sido Ilya Ilyich Metchnikoff, Prémio Nobel da Medicina em 1908, no Instituto Pasteur, o primeiro a detetar o efeito do que hoje se designa por probiótico. Ele associou a saúde e a longevidade à ingestão de bactérias presentes no microbiota do iogurte (Metchnikoff, 2004).

O significado do termo "probiótico" é "para a vida". O termo probiótico foi utilizado pela primeira vez por Lilly e Stillwell (1965) para descrever as "substâncias segregadas por um microrganismo que estimulam o crescimento de outro". Parker (1974) propôs que os probióticos são "organismos e substâncias que contribuem para o equilíbrio microbiano intestinal". Atualmente, os probióticos são definidos como "microrganismos vivos que, quando administrados em concentrações adequadas, conferem um benefício para a saúde do hospedeiro", sendo esta a definição proposta pela Organização das Nações Unidas (ONU) para a Organização das Nações Unidas para a Alimentação e a Agricultura (FAO) (FAO, 2002).

2.1. Microrganismos comuns utilizados como probióticos

As estirpes microbianas utilizadas como probióticos representam diferentes tipos, tais como bactérias, leveduras ou bolores. Alguns exemplos de bactérias utilizadas em formulações probióticas são *Lactobacillus acidophilus (L. acidophilis)*, *Lactobacillus rhamnosus (L. rhamnosus)*, *Lactobacillus bulgaricus (L. bulgaricus)*, *Lactobacillus salivarius (L. salivarum)*, *Lactobacillus plantarum (L. plantarum)*, *Lactobacillus casei (L. casei)*, *Lactobacillus sporogenes (L. sporogenes)*, *Bifidobacterium bifidum (B. bifidum)*, *Bifidobacterium longum (B. longum)*, *Bifidobacterium infantis (B. infantis)*, *Streptococcus thermophilus (S. thermophilus)* (Dima et al, 2014). Os microrganismos probióticos humanos pertencem maioritariamente aos seguintes géneros: *Lactobacillus*, *Bifidobacterium*, e *Lactococus, Streptococcus, Enterococcus*. Cada grupo envolve espécies diferentes:

a) Bactérias: (1) *Lactobacillus*: *acidophilus, sporogenes, plantarum, rhamnosum, delbrueckii, reuteri, fermentum, lactis, cellobiosus, brevis, casei, farciminis, paracasei, gasseri, crispatus*; (2) *Bifidobacterium*: *bifidum, infantis, adolescentis, longum, thermophilum, breve, lactis, animalis*; (3) *Streptococcus: lactis, cremoris, salivarius, intermedius, thermophilus, diacetylactis*; (4) *Leuconostoc mesenteroides*; (5) *Pediococcus*; (6) *Propionibacterium*; (7) *Bacillus*; (8) *Enterococcus Enterococcus faecium*;

b) Leveduras e bolores: *Saccharomyces cerevisiae*, *Saccharomyces bourlardii*,

Aspergillus niger, *Aspergillus oryze*, *Candida pintolopesii*, *Sacaromyces boulardii* (Amara e Shibl, 2015).

Atualmente, muitos outros microrganismos são conhecidos como probióticos (Dima et al., 2014). Estes organismos são por vezes referidos como probióticos de nova geração (NGPs), mas também podem ser designados produtos bioterapêuticos vivos (LBPs) no contexto de um novo quadro regulamentar nos Estados Unidos (Sun et al., 2016). O'Toole et al., (2017) referiram que os GNP estão obviamente em conformidade com a definição normal de probiótico, mas estamos a referir-nos principalmente aos microrganismos que não foram utilizados como agentes de promoção da saúde até à data e que são mais susceptíveis de serem fornecidos ao abrigo de um quadro regulamentar de medicamentos. As NGPs também se enquadram bem na definição de LBP da Food and Drug Administration (FDA) dos EUA: "um produto biológico que: (1) contém organismos vivos, tais como bactérias; (2) é aplicável à prevenção, tratamento ou cura de uma doença ou condição dos seres humanos; e (3) não é uma vacina". As NGPs tendem a ser investigadas por laboratórios previamente envolvidos na investigação de probióticos e do microbioma e têm frequentemente uma trajetória de desenvolvimento baseada na experiência probiótica em laboratório; as LBPs tendem a ser investigadas por empresas de biotecnologia em fase de arranque ou por empresas farmacêuticas com a intenção expressa de obter aprovação para comercialização farmacêutica. A primeira está a ser explorada como potencialmente novos probióticos de segunda geração. Exemplos de NGPs: *Bacteroides xylanisolvens* DSM 23694, *Bacteroides ovatus* V975, *Bacteroides acidifaciens* JCM 10556(T), *Clostridium butyricum* MIYAIRI 588, *Faecalibacterium prausnitzii*.

Os lactobacilos são bactérias Gram-positivas produtoras de ácido lático em forma de bastonete. Fazem parte, mas não são as espécies dominantes, do microbiota normal da boca, do intestino delgado inferior, do cólon e da vagina em alguns indivíduos, mas não em todos. *O L. acidophilus* e as bifidobactérias constituem 90% dos organismos do cólon dos bebés amamentados. *L. casei* melhora significativamente o sistema imunitário e estimula a produção de imunoglobulina A (IgA). A fermentação de hidratos de carbono não digeríveis constitui a sua principal fonte de produção de energia e, nomeadamente *L. acidophilus* e *L. johnsonii*, contêm proteinases e são capazes de degradar os polipéptidos das bactérias nocivas (Duncan, 2013).

As bifidobactérias são bastonetes Gram-positivos, não móveis, não formadores de esporos, catalase negativos, polimórficos em forma de Y ou V e daí o nome "bífido". São anaeróbios obrigatórios, embora alguns possam tolerar níveis baixos de oxigénio. As bifidobactérias ingeridas conseguem atravessar o ácido do estômago e os sais biliares não amigáveis e, uma vez no cólon, ligam-se às células epiteliais e à mucina intestinal. A sua densidade no trato gastrointestinal humano (TGI) varia com a idade, a dieta, o estilo de vida e a atividade (Duncan, 2013).

Duncan (2013) relatou que grandes quantidades de células *de Bifidobacterium* spp. e as evidências recentes indicam que *Ruminococcus* spp. também colonizam em abundância os cólons de bebés amamentados. Os recém-nascidos alimentados com fórmulas têm uma microbiota variada, mas muito menos destas bactérias amigáveis. Além disso, o microbiota intestinal dos organismos adultos é constituído por enterobactérias e coliformes e por um menor número de lactobacilos e bifidobactérias. As espécies de bifidobactérias são capazes de fermentar oligossacáridos e outros hidratos de carbono complexos não digeríveis, tais como amidos resistentes, rafinose, lactulose e mucinas intestinais.

O tipo de microrganismos utilizados como probióticos aumentou devido ao aumento da investigação sobre o assunto, bem como ao aumento das estirpes recentemente descobertas e identificadas, que podem ser utilizadas como probióticos. Deve-se atualizar sobre os microrganismos benéficos de tempos a tempos e seguir a investigação e os dados publicados sobre probióticos para obter mais conhecimentos e ideias (Amara e Shibl, 2015).

2.2. Microrganismos bons e maus

Como já mencionámos, os probióticos são microrganismos benéficos para o hospedeiro, mas, com base nas provas existentes até agora, os probióticos podem afetar positivamente a saúde humana e animal. O microbioma inclui muitas estirpes que trabalham coletivamente para desempenhar diferentes funções. Fioramonti et al. (2003) afirmaram que as mais importantes são as que existem no nosso sistema digestivo e que melhoram a digestão e o consumo de alimentos. São capazes de complementar muitas deficiências do nosso sistema digestivo. Diminuem os passos necessários no nosso organismo para transformar as estruturas complicadas dos alimentos em estruturas mais simples. Por outro lado, muitas variantes más de diferentes microrganismos vão tirar a sua competitividade e vão influenciar o metabolismo e a segurança. Produzem mesmo algumas toxinas ou podem ser patogénicos. Assim, cada ciclo alimentar conduzirá a uma deterioração real da nossa saúde (Amara, 2012). Muitas doenças são diagnosticadas incorretamente, enquanto o seu principal objetivo de elevação real se deve à existência de microrganismos negativos no sistema digestivo, principalmente devido a fugas nos processos de alimentação, ao estilo de vida ou mesmo a doenças que direcionam o equilíbrio para a sua atividade biológica (Amara e Shibl, 2015). Os afectados são os humanos porque não seguiram os passos corretos para se protegerem de perder as estirpes úteis e ganhar as prejudiciais. Nestes casos, os probióticos devem ser administrados em doses mais elevadas, de modo a obter uma vantagem na competitividade com a microbiota não específica (Reid et al., 2003).

Se o consórcio do microbioma for prejudicial e colonizar o nosso sistema digestivo, influenciará o metabolismo dos alimentos de forma incorrecta, o que poderá afetar a saúde e a segurança. O que é que os probióticos podem fazer? Os probióticos são capazes de regenerar o equilíbrio digestivo com estirpes funcionais que neutralizarão as estirpes nocivas, incluindo a defesa dos agentes patogénicos. Porque é que os probióticos devem ser utilizados? Durante a sua vida, os organismos estão expostos a diferentes tipos de interação microbiológica, que não são adequados para a sua saúde. O tratamento com antibióticos pode destruir os microrganismos benéficos, mas, nesses casos, os probióticos devem ser utilizados para regenerar as estirpes benéficas do consórcio do microbioma. Se a alimentação diária contiver probióticos, essa será a melhor e mais económica forma de recuperar quaisquer perdas na microbiota do sistema digestivo e de melhorar a saúde (Amara e Shibl, 2015). No entanto, quando a nossa microflora foi gravemente afetada por qualquer razão, os probióticos devem ser administrados em doses elevadas como medicamentos ou sob quaisquer outras formas adequadas (Reid et al., 2003). Um intestino saudável é aquele que mantém um equilíbrio significativo de bactérias como os lactobacilos, estreptococos, clostrídios, coliformes e outros microrganismos benéficos. Condições como o stress, o consumo excessivo de álcool, dietas ricas em gordura, carne, açúcar, doenças genéticas, cloro e flúor na água potável, antibióticos, alimentação inadequada, exposição a toxinas ambientais e muitos outros factores podem alterar o equilíbrio da flora intestinal dos organismos vivos (Hosono, 1992). De facto, a saúde é afetada por muitos factores exógenos e endógenos que podem alterar a composição quantitativa e qualitativa do consórcio do microbioma. A qualidade do microbioma garante uma boa saúde. Não se pode ouvir o som das batalhas diárias entre os micróbios bons e os maus no nosso corpo ou ver como eles entram no nosso corpo com cada respiração, conversa e com cada alimento consumido. Na verdade, eles são essenciais para a nossa saúde. Eles constroem o sistema imunitário lentamente para estarem prontos para a ação dos agentes patogénicos (Cammarota et al., 2009).

Em vez disso, os microrganismos negativos, embora aparentemente não existam numa pessoa saudável, existem de facto, mas não podem causar muitos danos devido à existência de bactérias boas. Eles estão sob pressão contínua das bactérias boas. As bactérias boas preenchem os espaços existentes no corpo e impedem que as más se arrisquem. Ao alterar o equilíbrio para os micróbios maus, os organismos começam a sofrer e a sua saúde começa a degradar-se. Para evitar que isso aconteça, os micróbios nocivos devem ser mantidos sob controlo (Amara, 2012). Por conseguinte, não há melhor solução do que deixar os bons competirem com eles, ocuparem os seus lugares e, em alguns casos, omiti-los ou reduzi-los à quantidade mínima segura (Amara e Shibl, 2015). Muitos dos microrganismos não específicos do microbioma gostam de viver em ambiente alcalino ou natural, razão pela qual o estômago é ácido para matar a maioria deles antes de passarem para o intestino longo. No entanto, alguns microrganismos produzem amoníaco que altera o pH do trato intestinal, tornando-o mais alcalino (Marteau et al., 2001). O microbiota do sistema digestivo desempenha funções cruciais, como o preenchimento dos espaços do sistema digestivo, a digestão dos alimentos, a eliminação de agentes patogénicos e a secreção de vitaminas (por exemplo, vitamina B) e de alguns aminoácidos essenciais. As enzimas ajudam a digerir as fibras complicadas dos alimentos, o ácido (por exemplo, ácido lático) ajuda a evitar que os agentes patogénicos excedam o seu número limite e a realizar muitas outras actividades vitais. Além disso, as estirpes probióticas que se encontram no cólon ajudam a digerir algumas formas de fibra e é de salientar que os probióticos também são capazes, em certa medida, de ativar o sistema imunitário (Cammarota et al., 2009).

2.3. Aspectos de segurança dos probióticos

A avaliação da segurança dos probióticos não é uma tarefa fácil (Anadón et al., 2014). A seleção de novos organismos probióticos visa novas estirpes e mesmo géneros que sejam mais benéficos ou específicos. Quando são introduzidos novos micróbios e OGM, a sua segurança e a relação risco/benefício têm de ser cuidadosamente estudadas e avaliadas. Além disso, os novos probióticos devem ser de géneros e estirpes habitualmente encontrados na microflora intestinal humana saudável (Anadón et al., 2016). Gasser (1994) relatou que os microrganismos em relação com os organismos humanos e animais podem ser classificados como saprófitas (*Lactobacillus* spp., *Lactococcus* spp., *Bifidobacterium* spp), que induzem riscos biológicos (*Clostridium perfringens*, *Salmonella* spp., *Escherichia coli*, etc.) e agentes patogénicos oportunistas (*Enterococcus* spp., *Pseudomonas aeruginosa* e outras bactérias). As bactérias do ácido lático e as bifidobactérias são as bactérias mais comuns que se fixam na mucosa intestinal humana e são geralmente consideradas como tendo o estatuto de GRAS. Determinadas estirpes de bactérias probióticas provaram estar isentas de factores de risco, tais como resistências a antibióticos transferíveis, enzimas e metabolitos promotores de cancro e/ou proteolíticos, hemólise, ativação da agregação de trombócitos e degradação do muco na camada mucosa do TGI. Na ausência de um potencial patogénico, as bactérias lácticas foram encontradas em <0,1% (enterococos 1%) de amostras clínicas de infecções graves (endocardite, bacteremia meningite) (Gasser, 1994). Muito provavelmente, estas bactérias tiveram origem na microbiota indígena, onde, em muitos casos, a translocação foi facilitada por doenças subjacentes, lesões ou inflamações na cavidade oral e no TGI, ou por um sistema imunitário deficiente. Todos os micróbios viáveis que são capazes de crescer sob as condições encontradas num hospedeiro podem causar uma infeção em determinadas circunstâncias, especialmente em seres humanos imunocomprometidos. Os factores que devem ser abordados na avaliação da segurança dos probióticos incluem a patogenicidade, a infecciosidade, os factores de virulência que compreendem a toxicidade, a atividade metabólica e as propriedades intrínsecas. A ausência de patogenicidade e infecciosidade é um requisito de segurança dos probióticos (Anadón et al., 2016).

Os membros dos géneros *Lactococcus* spp. e *Lactobacillus* spp. têm mais frequentemente o estatuto GRAS, enquanto os membros dos géneros *Streptococcus* spp. e *Enterococcus* spp. e alguns outros géneros de bactérias lácticas podem incluir algumas estirpes de agentes patogénicos oportunistas (Anadón et al., 2016).

Um bom probiótico deve possuir os seguintes requisitos (Indu et al., 2002): a) ser capaz de aderir às células;

b) exclusão ou redução da aderência patogénica;

c) ser capaz de persistir, multiplicar-se e produzir ácidos, peróxido de hidrogénio e bacteriocinas antagónicas ao crescimento dos agentes patogénicos;

d) poder ser seguro, não invasivo, não cancerígeno e não patogénico;

e) poderem co-agregar-se para formar um microbiota normal e equilibrado.

Em termos de eficácia e efeitos adversos, é importante conhecer as sobrevivências dos probióticos no TGI, as suas propriedades de translocação e colonização e o destino dos seus componentes activos (Marteau et al., 1993). No contexto dos potenciais efeitos adversos dos probióticos, foram descritos quatro tipos de efeitos secundários ou reacções adversas - tais como infecções sistémicas, risco de actividades metabólicas deletérias, risco de efeitos secundários adjuvantes e imunomodulação e risco de transferência de genes (Salminen e von Wright, 1998). Além disso, podem ser utilizadas três abordagens para avaliar a segurança de uma estirpe probiótica: (1) estudos sobre as propriedades intrínsecas da estirpe; (2) estudos sobre a farmacocinética da estirpe (sobrevivência, atividade no intestino, relação dose-resposta, recuperação fecal e da mucosa); e (3) estudos que procuram interações entre a estirpe e o hospedeiro (Salminen et al. 1998). É muito importante que os probióticos mantenham a sua viabilidade durante o trânsito através do estômago e do intestino delgado, bem como durante o processo de armazenamento e fabrico do alimento funcional. A sobrevivência dos probióticos ingeridos em diferentes níveis do TGI difere entre estirpes e, para uma quantidade adequada de benefícios para a saúde, foi recomendada uma dose de 5 mil milhões de unidades formadoras de colónias (UFC) durante pelo menos 5 dias ($5\text{-}10^9$ UFC/dia) (Gupta e Garg, 2009). Em conclusão, a segurança e a estabilidade seriam critérios importantes para a seleção de probióticos (Anadón et al., 2016).

2.4. Probióticos - quadro regulamentar

A Autoridade Europeia para a Segurança dos Alimentos (EFSA) emitiu um guia científico e técnico para a preparação e apresentação do pedido de autorização de uma alegação de saúde (EFSA, 2007) ao abrigo do Regulamento (CE) n.º 1924/2006 do Parlamento Europeu e do Conselho, de 20 de dezembro de 2006, relativo às alegações nutricionais e de saúde sobre os alimentos (JO L 404 de 30.12.2006), Retificação (JO L 12 de 18.1.2007, pp. 3-18) solicitada pela Comissão Europeia. Estas diretrizes aplicam-se às alegações de saúde relacionadas com o consumo de uma categoria de alimentos, de um alimento ou dos seus constituintes (incluindo um nutriente ou outra substância ou uma combinação de nutrientes/outras substâncias), a seguir designados por alimento/constituinte.

O objetivo das presentes orientações é ajudar os requerentes a preparar e apresentar os seus pedidos de autorização de alegações de saúde abrangidas pelo artigo 14.º do Regulamento (CE) n.º 1924/2006 (ou seja, alegações de redução de um risco de doença e alegações relativas ao desenvolvimento e à saúde das crianças). As orientações serão actualizadas numa fase posterior para abranger os pedidos de autorização das alegações de saúde abrangidas pelo artigo 18.º do Regulamento (CE) n.º 1924/2006 (ou seja, pedidos de inclusão de alegações de saúde na lista comunitária de alegações permitidas prevista no n.º 3 do artigo 13.

Tal como especificado no Regulamento (CE) n.º 1924/2006, as alegações de saúde devem ser fundamentadas tendo em conta a totalidade dos dados científicos disponíveis e ponderando as provas, sob reserva das condições específicas de utilização. Em especial, os elementos de prova devem demonstrar em que medida

i) O efeito alegado do alimento/constituinte é relevante para a saúde humana.

ii) É estabelecida uma relação de causa e efeito entre o consumo do alimento/constituinte e o efeito alegado nos seres humanos (tal como a força, a consistência, a especificidade, a dose-resposta e a plausibilidade biológica da relação).

iii) A quantidade do alimento/constituinte e o padrão de consumo necessários para obter o efeito alegado podem ser razoavelmente alcançados como parte de um regime alimentar equilibrado.

iv) O(s) grupo(s) de estudo específico(s) em que as provas foram obtidas é(são) representativo(s) da população-alvo a que se destina a alegação. Em conformidade com os requisitos do regulamento, as diretrizes impõem a apresentação do dossiê de apresentação com base em cinco partes (Anadón et al., 2016).

Na parte 1 são estipulados os requisitos específicos para os dados administrativos e técnicos:

- Índice exaustivo do pedido, do formulário de pedido e das informações gerais: Estes requisitos devem incluir o nome e o endereço da empresa ou organização; a pessoa de contacto autorizada a comunicar com a EFSA em nome do requerente; a natureza do pedido (pedido de autorização de uma alegação de saúde nos termos do artigo 14.o ou do n.o 5 do artigo 13.o do Regulamento (CE) n.o 1924/2006); e o estatuto regulamentar nacional e internacional.

- Informações relativas à alegação de saúde: Especificar o alimento/constituinte para o qual é feita uma alegação de saúde; descrever a relação entre o alimento/constituinte e o efeito alegado; fornecer uma proposta de redação da alegação de saúde para a qual se solicita autorização; e explicar as condições específicas de utilização.

- Resumo da aplicação e referências (Anadón et al., 2016).

Na parte 2 são descritas informações específicas sobre as caraterísticas dos alimentos/constituintes:

- Componente alimentar: Nome e caraterísticas; processo de fabrico, informações sobre a estabilidade; dados sobre a biodisponibilidade.

- Alimento ou categoria de alimento: Nome e composição; processo de fabrico, informações sobre a estabilidade e dados sobre a biodisponibilidade.

- Referências (Anadón et al., 2016).

Part 3 contém o Resumo Global dos Dados Científicos:

- Resumo tabulado de todos os estudos pertinentes identificados.

- Resumo tabelado dos dados de estudos pertinentes em humanos.

- Resumo escrito dos dados de estudos humanos pertinentes.

- Resumo escrito dos dados de estudos não-humanos pertinentes.

- Conclusões gerais (Anadón et al., 2016).

Part 4 contém o conjunto de dados científicos pertinentes identificados:

- Todos os dados científicos pertinentes que constituem a base para a fundamentação da alegação de saúde: Identificação dos dados científicos pertinentes, tais como resumos de revistas e artigos publicados em jornais, revistas, boletins informativos ou folhetos que não tenham sido revistos por pares. Não devem ser citados livros ou capítulos de livros destinados aos consumidores ou ao público em geral.

- Uma revisão exaustiva de dados humanos publicados: Autoria e antecedentes; descrição clara da relação entre o alimento/constituinte e o efeito alegado (ou marcadores substitutos do efeito alegado) que está a ser abordado na revisão exaustiva;

definição clara dos critérios de exclusão e inclusão que serão aplicados pelo requerente para selecionar publicações pertinentes; execução de uma pesquisa bibliográfica; e identificação de dados pertinentes publicados em seres humanos.

- Dados humanos não publicados.
- Identificação de dados não-humanos publicados.
- Dados não-humanos não publicados.
- Dados pertinentes identificados: dados humanos e dados não humanos (Anadón et al., 2016).

Part 5 é constituído pelos anexos do pedido:

Glossário/abreviaturas; cópias/reimpressões de dados publicados pertinentes; relatórios de estudos completos de dados pertinentes não publicados e outros pareceres científicos do organismo regulador nacional/internacional para autorização de alegações de saúde, se disponíveis (Anadón et al., 2016). Além disso, na Europa, a EFSA introduziu o termo QPS (Presunção Qualificada de Segurança). O conceito de QPS envolve alguns critérios adicionais de avaliação da segurança dos suplementos bacterianos, incluindo o historial de utilização segura e a ausência do risco de resistência adquirida aos antibióticos (Gaggia et al., 2010).

Nos Estados Unidos, a título de isenção do estatuto de medicamento, em conformidade com as alterações à Lei relativa aos Alimentos, Medicamentos e Cosméticos (FDC) estabelecidas pela Lei relativa à Rotulagem e Educação Nutricional de 1990 (NLEA), os regulamentos da Food and Drug Administration (FDA) permitem, na rotulagem dos alimentos, uma alegação que caracteriza a relação de qualquer substância alimentar com uma doença ou condição relacionada com a saúde, se a alegação for aprovada pela primeira vez pelo regulamento 21 da FDA e pelo Código de Regulamentação Federal (CFR) na Secção 101.14. Tais alegações são designadas por "alegações de saúde". Exemplos incluem o cálcio para ajudar a prevenir a osteoporose, o ácido fólico para prevenir defeitos do tubo neural e o consumo de proteína de soja para reduzir o risco de doenças cardiovasculares (ver 21 CFR § 101.72,101.79, e 101.82).

As declarações de apoio nutricional, muitas vezes referidas como alegações de estrutura/função, foram formalmente autorizadas na Lei da Saúde e Educação dos Suplementos Alimentares de 1994 (DSHEA). Inicialmente, estas declarações eram consideradas como estando disponíveis apenas para utilização na rotulagem de suplementos alimentares. Mas em setembro de 1997, a FDA alargou a utilização destas alegações aos alimentos, conforme anunciado num aviso do Federal Register (www.cfsan.fda.gov/label.html).

As alegações de saúde são definidas nos Estados Unidos como quaisquer alegações que caracterizem, expressa ou implicitamente, a relação de uma substância dietética com uma doença ou condição relacionada com a saúde. Devem ser pré-aprovadas pela FDA ou devem ser emitidas como declarações oficiais por uma agência do governo dos EUA responsável pela orientação dietética ou pela saúde pública (Sanders et al., 2005). No entanto, a secção 3003 da Lei de Modernização da FDA de 1997 (FDAMA) altera a secção 403(r) (3) da Lei FDC para acrescentar novos subparágrafos (C) e (D), autorizando a rotulagem dos alimentos a incluir certas "alegações de saúde" sem aprovação por um regulamento da FDA.

A FDA emitiu uma nova diretriz que permite alegações de saúde qualificadas na rotulagem de alimentos convencionais e suplementos dietéticos. Esta diretriz resulta de uma decisão tomada pelo Tribunal de Recurso no litígio Pearson v. Shalala (Tribunal de Recurso dos Estados Unidos para o Circuito do Distrito de Columbia, Pearson v. Shalala, 164 F.3d 650, DCCir. 1999). Nesta diretriz, a FDA indica que irá alargar o exercício do poder discricionário de aplicação de uma alegação de saúde que não esteja sujeita a um regulamento aprovado pela FDA nas seguintes circunstâncias (Anadón et al., 2016):

- A alegação está sujeita aos requisitos de petição de alegação de saúde do 21 CFR § 101.70 e foi registada para revisão abrangente ao abrigo do 21 CFR § 101.70(J) (Sanders et al., 2005).
- As provas científicas que apoiam a alegação superam as provas científicas contra a alegação, a alegação é adequadamente qualificada e todas as afirmações na alegação

são consistentes com o peso das provas científicas.

- A saúde e a segurança dos consumidores não estão ameaçadas.

- A alegação cumpre os requisitos gerais para as alegações de saúde no 21 CFR § 101.14, exceto o facto de não cumprir o requisito de acordo científico significativo. São permitidas quatro alegações de saúde diferentes para produtos de suplementos alimentares sem um regulamento aprovado pela FDA, se forem cumpridos determinados requisitos legais. Essas alegações são declarações que:

- Reivindicar um benefício relacionado com uma doença clássica de carência de nutrientes e divulgar a prevalência dessa doença nos Estados Unidos.

- Descrever o papel de um nutriente ou ingrediente alimentar destinado a afetar a estrutura ou a função nos seres humanos.

- Caracterizar o mecanismo documentado pelo qual um nutriente ou ingrediente alimentar actua para manter essa estrutura ou função.

- Descrever o bem-estar geral resultante do consumo de um nutriente ou ingrediente alimentar.

Em alternativa, existem outras regras básicas relativas à utilização de alegações de saúde de "estrutura/função" para os alimentos que estão sujeitos a requisitos legais diferentes das alegações do tipo "estrutura/função" feitas para os suplementos alimentares (Noonan e Noonan, 2004). Ao provar um caso de eficácia para fundamentar uma alegação de saúde ou de estrutura/função, pode ser compilada uma variedade de fontes de informação, incluindo experiência, utilização tradicional de longa data, utilizações etnomédicas, estudos em animais, relatórios de casos, experiências *in vitro* e ensaios clínicos ou com voluntários humanos. Os estudos *em* animais e *in vitro*, por si só, não apoiam adequadamente uma alegação de saúde (Sanders et al., 2005).

De acordo com a FDA (2003), o grau de qualificação necessário e o nível de provas que apoiam uma alegação de saúde serão avaliados pelo seguinte sistema de classificação: (a) existe um acordo científico significativo, não são necessárias qualificações; (b) as provas não são conclusivas; (c) as provas são limitadas e não conclusivas; e (d) existem poucas provas científicas que apoiem a alegação.

Os tipos de estudos que apoiam as alegações serão classificados: Tipo 1 (ensaio de intervenção controlado aleatório); Tipo 2 (estudo de coorte observacional prospetivo); Tipo 3 (ensaio de intervenção não aleatório com controlo simultâneo ou histórico); e Tipo 4 (estudo transversal, estudo de caso). A força do conjunto total de provas científicas será classificada de acordo com

- Quantidade: O número de estudos e o número de indivíduos testados, ponderados por tipo de estudo e qualidade.

- Consistência: Similaridade dos resultados de estudos de elevada qualidade dos tipos de conceção 1 e 2.

- Relevância: Magnitude do efeito (observada em estudos de alta qualidade dos tipos de conceção 1 e 2) e se o efeito é fisiologicamente significativo e exequível (Anadón et al., 2016).

No entanto, com base na forma diferente como as alegações de saúde são regulamentadas nos EUA e na Europa, muitas alegações que são permitidas nos EUA não o são na Europa (ou vice-versa). O ideal seria que a mesma alegação de saúde nos EUA pudesse ser utilizada a nível internacional ou vice-versa.

Capítulo 3. Mecanismo de ação

Uma pergunta comum é: como é que os probióticos funcionam? Dado que existem diferentes estirpes e formulações de produtos, não existe uma resposta única. A perceção é que os mecanismos de ação dos medicamentos são todos conhecidos e, portanto, o mesmo deve se aplicar aos probióticos (Reid, 2016).Os mecanismos pelos quais os probióticos exercem seus efeitos são em grande parte desconhecidos, e ainda há muitos pontos de pesquisa em aberto. No entanto, os probióticos estão envolvidos na modificação do pH intestinal, antagonizando os agentes patogénicos através da produção de compostos antimicrobianos, incluindo o peróxido de hidrogénio, competindo por ligação e receptores de agentes patogénicos, bem como por nutrientes disponíveis e fatores de crescimento, estimulando células imunomoduladoras e produzindo lactase (Amara e Shibl, 2015).

Os efeitos dos probióticos na saúde podem ser classificados em três modos de ação:

1) Os probióticos podem ser capazes de modular as defesas do hospedeiro, incluindo o sistema imunitário inato e adquirido. Este modo de ação é muito provavelmente importante para a prevenção e a terapia de doenças infecciosas, mas também para o tratamento da inflamação (crónica) do trato digestivo ou de partes do mesmo. Além disso, esta ação probiótica poderia ser importante para a erradicação de células neoplásicas do hospedeiro;

2) Os probióticos podem também ter um efeito direto sobre outros microrganismos, comensais e/ou patogénicos. Este princípio é, em muitos casos, importante para a prevenção e terapia de infecções e para a restauração do equilíbrio microbiano no intestino;

3) Os efeitos dos probióticos podem basear-se em acções que afectam produtos microbianos como toxinas, produtos do hospedeiro, por exemplo, sais biliares e ingredientes alimentares. Estas acções podem resultar na inativação de toxinas e na desintoxicação dos componentes do hospedeiro e dos alimentos no intestino.

Todos os três modos de ação dos probióticos estão muito provavelmente envolvidos na defesa contra infecções, na prevenção do cancro e na estabilização ou reconstituição do equilíbrio fisiológico entre o microbiota intestinal e o seu hospedeiro (Oelschlaeger, 2010).

Lebeer et al., (2018) relataram que os probióticos exercem uma variedade de efeitos benéficos, como a modificação da composição da microbiota, a regulação da função da barreira epitelial, a modulação das respostas imunitárias ou a interação com a barreira intestino-cérebro, mas os possíveis mecanismos moleculares de ação dos probióticos numa perspetiva do hospedeiro podem ser amplamente divididos nas seguintes categorias

a) Modulação da composição e da atividade do microbiota indígena - pelo menos temporariamente. A maioria dos probióticos aplicados ao dia são bactérias do ácido lático, que têm uma ampla atividade antimicrobiana, por exemplo, contra *Salmonella* spp. através da produção de ácido lático (Makras et al., 2006). Mecanismos mais específicos de atuação sobre a microbiota incluem a inibição de agentes patogénicos através da produção de bacteriocinas (Corr et al., 2007), a competição por nutrientes, como entre o probiótico *E. coli* Nissle 1917 e o agente patogénico *Salmonella* spp. (Deriu et al., 2013) e a alteração do metaboloma intestinal (Abdulkadir et al., 2016).

b) Melhoria da função de barreira epitelial. Estes mecanismos incluem a diminuição da permeabilidade através da promoção da funcionalidade das junções apertadas, como demonstrado por Karczewski et al. (2010) e a melhoria da proliferação celular/inibição da apoptose das células epiteliais (Yan et al., 2013).

c) Modulação do sistema imunitário. Todos os probióticos interagem com receptores de reconhecimento de padrões do sistema imunitário, como os receptores do tipo Toll. Têm efeitos nas células do braço inato e adaptativo do sistema imunitário, principalmente através de interações com monócitos, macrófagos e células dendríticas, que modulam ainda mais o equilíbrio das células T-helper e T-reguladoras ou a produção de anticorpos pelas células B. No entanto, o resultado imunológico exato de cada estirpe probiótica específica aplicada é diferente porque a soma das interações é específica da estirpe (Lebeer et al., 2018).

d) Modulação das respostas metabólicas sistémicas. Para além das respostas metabólicas diretas no intestino, as respostas metabólicas sistémicas também podem ser induzidas pelos probióticos, por exemplo, pela atividade da hidrolase do sal biliar, com impacto nas hormonas da saciedade (Forrsten et al., 2013) e nas modulações endócrinas (Simon et al., 2015). Estes efeitos podem ser bastante gerais, como a hidrolase do sal biliar (Begley et al., 2006) ou mais específicos da estirpe.

e) Sinalização através do sistema nervoso central. Vários mecanismos diretos e indiretos de sinalização probiótica com o sistema nervoso central também foram mostrados nos últimos anos, como através de produtos derivados do triptofano, ácido g-aminobutírico (GABA) (Janik et al., 2016), produção de ocitocina (Buffington et al., 2016). Além disso, os efeitos antinociceptivos, como por *L. reuteri* DSM 17938 através do canal TRPV1 (Perez-Burgos et al., 2015), poderiam ser classificados aqui e efeitos na motilidade intestinal.

No domínio dos probióticos, é evidente que nem todos os probióticos funcionam da mesma forma. Por exemplo, a bacteriocina específica produzida por *L. salivarius* UCC118, que conferiu resistência à infeção por *Listeria monocytogenes* quando expressa num modelo de rato (Corr et al., 2007), não foi encontrada noutras estirpes de *L. salivarius* (O'Shea et al., 2011). No entanto, é igualmente claro que nem todas as cepas probióticas funcionam de maneira puramente única. A capacidade de produzir ácidos gordos de cadeia curta (SCFAS) é uma caraterística partilhada por muitos taxa probióticos diferentes e desempenha certamente um papel significativo nos benefícios para a saúde mediados pelos probióticos. Considere o conjunto de pesquisas realizadas sobre os efeitos clínicos dos probióticos para a prevenção da enterocolite necrosante: muitos taxa foram testados, a maioria dos quais resultou em resultados clínicos semelhantes (AlFaleh e Anabrees, 2014), apoiando a conclusão de que os probióticos de diferentes taxa têm benefícios na enterocolite necrosante.

Sanders et al., (2018) referiram que existem mecanismos partilhados entre grupos taxonómicos que incluem muitas estirpes diferentes (Figura 1).

Este conceito foi introduzido anteriormente (Hill et al., 2014), mas os estudos demonstraram, e continuam a demonstrar, que certos tipos de microrganismos vivos são benéficos para a saúde humana, avaliados através de uma série de parâmetros de saúde digestiva. O número de estirpes testadas é grande e a gama de benefícios para a saúde demonstrados é ampla. O'Toole et al., (2017) afirmaram que a importância destas observações no contexto da base científica é responsável pela comunicação dos benefícios dos probióticos para a saúde aos consumidores e aos prestadores de cuidados de saúde e centram-se em exemplos de *Lactobacillus* spp. e *Bifidobacterium* spp. porque estes são os probióticos tradicionalmente utilizados, mas os conceitos também são válidos para a próxima geração de probióticos.

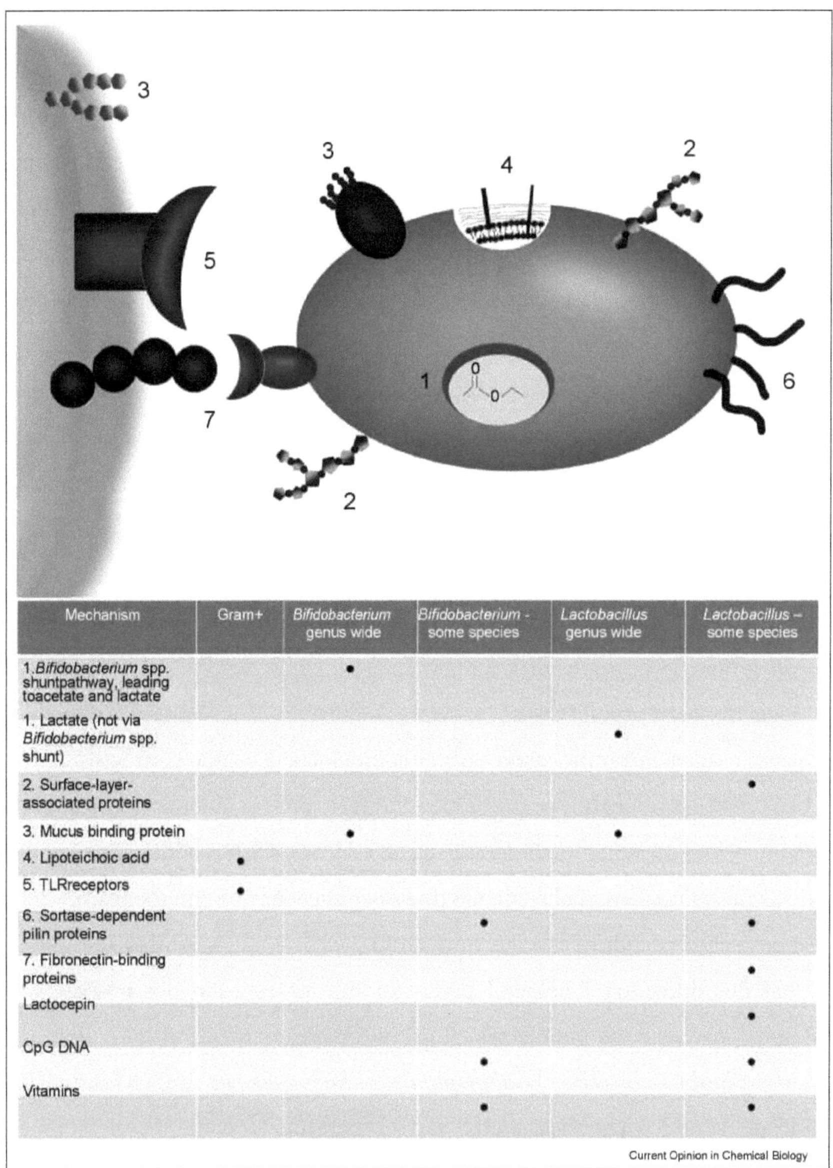

Mechanism	Gram+	*Bifidobacterium* genus wide	*Bifidobacterium* - some species	*Lactobacillus* genus wide	*Lactobacillus* – some species
1.*Bifidobacterium* spp. shuntpathway, leading toacetate and lactate		•			
1. Lactate (not via *Bifidobacterium* spp. shunt)				•	
2. Surface-layer-associated proteins					•
3. Mucus binding protein		•		•	
4. Lipoteichoic acid	•				
5. TLRreceptors	•				
6. Sortase-dependent pilin proteins			•		•
7. Fibronectin-binding proteins					•
Lactocepin					•
CpG DNA			•		•
Vitamins			•		•

Figura 1. Mecanismos probióticos das bactérias (dados de Sanders et al., 2018)

O mecanismo de ação real dos probióticos não foi claramente compreendido, no entanto, os resultados documentados são os obtidos a partir de modelos animais e experiências *in vitro*. Stetinova et al., (2010) afirmaram que um modo de ação dos probióticos pode ser uma melhoria das funções de barreira da mucosa intestinal. Várias estirpes de géneros de *Lactobacillus* spp. e *Bifidobacterium* spp. bem como componentes estruturais e metabolitos produzidos por micróbios são capazes de estimular as vias de sinalização das células epiteliais. A via do Fator Nuclear Kappa-Light-Chain-Enhancer das células B activadas (NF- kB) é modulada pelos probióticos a muitos níveis diferentes, com efeitos observados na degradação e na subiquitinação da proteína I Kappa B (IKB) (Tomas e Versalovic, 2010), na função do proteossoma (Shiou et al., 2013) e no movimento nuclear-citoplasmático de RelA através de uma via dependente do PPAR-gammade. Alguns probióticos, como *S. thermophilus* e *L. acidophilus*, alteram a expressão de proteínas de junção apertada e/ou sua localização em modelos *in vivo* e *in vitro* (Resta-Lenert e Barrett, 2003). Foi demonstrado que *L. plantarum* MB452 altera os níveis de expressão dos genes que codificam a ocludina, a tubulina, o proteasoma e certas proteínas de ancoragem do citoesqueleto (Anderson et al., 2010). Outros probióticos reforçam a função de barreira intestinal através do aumento da produção de moléculas citoprotectoras, como as proteínas de choque térmico. Além disso, os probióticos são capazes de prevenir danos epiteliais induzidos por citocinas e oxidantes, promovendo assim a sobrevivência celular (Liu et al., 2015). Daliri e Lee (2015) sugerem que os probióticos também podem modular as funções do sistema imunitário. Por exemplo, verificou-se que *L. acidophilus* modula os receptores toll-liker e as proteínas de reconhecimento de proteoglicanos dos enterócitos, levando à ativação das células dendríticas e dos linfócitosT-helper 1. A estimulação resultante das citocinas dos linfócitos T-helper 1 pode suprimir as respostas dos linfócitos T-helper 2 que provocam os problemas atópicos (Lorenzo et al., 2014). Por este mecanismo, os probióticos como *L. acidophilus* e *Rhamnococcus* spp. GG diminuem a sensibilidade da pele em crianças e podem reduzir distúrbios como o eczema (West et al., 2009). Além disso, Hardy et al., (2013) relataram que outro possível mecanismo de ação dos probióticos pode ser a sua capacidade de suprimir o crescimento de bactérias patogénicas através da produção de bacteriocinas de largo espetro. Os probióticos como *B. infantis* Y1, *L. acidophilus* MB 443, *L. plantarum* MB 452, *L. paracasei* MB 451, *L. bulgaricus* MB453 inibem os agentes patogénicos de se ligarem às paredes celulares do intestino e também produzem ácidos gordos de cadeia curta (SCFA) que diminuem o pH do intestino para favorecer seletivamente o crescimento de micróbios desejáveis (Lee, 2013). Algumas estirpes de lactobacilos expressam pili de ligação ao muco humano, o que aumentaria a sua capacidade de colonização (Turroni et al., 2013).

No entanto, Reid (2016) relatou que a aplicação de probióticos como terapia ou remédios de manutenção da saúde exigirá uma documentação completa da(s) cepa(s), da formulação do produto e dos mecanismos de ação. Se a amostragem guiada por computador puder ser feita dentro do intestino em tempo real e sem evacuação de conteúdo, e o RNA analisado, será possível aprender como os probióticos funcionam em diferentes locais. Estudos conjuntos de metabolómica e proteómica podem então identificar as moléculas que medeiam os efeitos. A capacidade de cultivar organismos atualmente não cultiváveis e de os manipular através da recombinação melhorará ainda mais o nosso arsenal para o tratamento dos doentes. Assim, o futuro verá mais espécies microbianas adicionadas aos alimentos e administradas como suplementos e medicamentos, que visam uma multiplicidade de condições. Os micróbios sempre foram um componente importante do corpo humano; só que os humanos estão finalmente a apreciar o seu valor.

Capítulo 4. Efeitos benéficos dos probióticos na saúde humana

Markowiak e Slizewska (2017) afirmaram que, face às doenças generalizadas e ao envelhecimento das sociedades, a utilização de conhecimentos sobre a microbiocenose do trato gastrointestinal e sobre o efeito benéfico das bactérias probióticas está a tornar-se cada vez mais importante. O consumo de alimentos pré-processados (por exemplo, fast food), muitas vezes contendo quantidades excessivas de gordura e quantidades insuficientes de vegetais, é outro fator de modificação prejudicial da microbiota intestinal humana. Atualmente, não existem dúvidas quanto ao facto de o sistema de microrganismos intestinais e a sua desejável modificação com fórmulas e produtos probióticos poderem proteger as pessoas contra problemas entéricos e influenciar a melhoria global da saúde. No entanto, infelizmente, os investigadores que utilizaram probióticos como intervenção no tratamento da mesma doença ou condição não utilizaram as mesmas espécies de bactérias, mas frequentemente combinações diferentes de organismos, quantidades diferentes e durações variadas da terapia. Isso muitas vezes resultou em resultados conflitantes e dificuldades na interpretação do grau de benefícios para a saúde (Maftei Aron et al., 2015).

Um dos pontos descritos nesta revisão sobre os probióticos é o seu papel na melhoria da saúde. De facto, este é o ponto mais importante, onde se espera que as pessoas saudáveis sejam as primeiras a necessitar de utilizar probióticos, o que levará a uma melhoria da sua saúde geral e, consequentemente, as protegerá de diferentes tipos de doenças. Melhorar a saúde será um passo inteligente para proteger o organismo individual de diferentes tipos de doença (Amara e Shibl, 2015). No entanto, como é que os probióticos podem fazer isso? Os parágrafos seguintes destacarão os conceitos de como os probióticos estão implicados na melhoria direta ou indireta da saúde.

4.1. Microbiota humana e doenças infecciosas

A infeção é uma das doenças mais comuns causadas pela disbiose do microbiota. É importante salientar que a doença infecciosa e o seu tratamento têm um impacto profundo no microbioma humano, que por sua vez determina o resultado da doença infecciosa no hospedeiro humano. Os agentes patogénicos agressores colonizam a mucosa intestinal, resultando assim na indução de uma forte resposta inflamatória, seguida da translocação das bactérias intestinais (Wang et al., 2017). Numerosos estudos demonstraram a relação íntima entre a infeção e a disbiose da microbiota, e mostraram que a infeção está associada não só às bactérias patogénicas, mas também aos vírus (Cohen, 2016).

4.2. Probióticos nas doenças alérgicas

4.2.1. Dermatite atópica

A dermatite atópica (DA) é uma das doenças inflamatórias da pele mais comuns diagnosticadas em todo o mundo. O curso desta doença complicada é crónico e recidivante e já foram descritas muitas variantes tanto endógenas como fenotípicas e, apesar da nossa melhor compreensão da DA, não existe uma abordagem terapêutica bem "estruturada" para muitos dos doentes (Czarnecka-Operacz e Sadowska-Przytocka, 2017).

Numerosos estudos *em* animais e *in vitro*, bem como vários ensaios em humanos, sugerem um efeito benéfico dos probióticos nas doenças alérgicas. Kalliomaki et al. (2007) relataram que vários estudos aleatórios demonstraram que quando *L. rhamnosus GG* ou placebo foi administrado a mães grávidas com uma forte história familiar de eczema, rinite alérgica ou asma e aos seus bebés durante os primeiros 6 meses após o parto, a frequência de desenvolvimento de dermatite atópica na descendência foi reduzida em 2 anos, 4 anos e 7 anos em 50%, 44% e 36%, respetivamente. Tang et al. (2015) afirmaram que Lee et al. (2008) pesquisaram no PubMed e na base de dados Cochrane 21 ensaios para revisão e avaliação da qualidade dos probióticos na prevenção e tratamento da dermatite atópica pediátrica, e as evidências actuais sugeriam que os probióticos tinham uma eficácia superior na prevenção e não no tratamento da doença.

Em todo o mundo, têm sido estudadas a patogénese e o tratamento da DA, incluindo a prevenção, os cuidados com a pele, as modificações ambientais, a nutrição, a educação e os medicamentos anti-inflamatórios. Um estudo demonstrou a utilidade potencial dos probióticos pré-natais na prevenção da DA, bem como a interação entre as alergias alimentares e o eczema (Fucsh-Tarlovski et al., 2016).

Os probióticos parecem ter um papel protetor na prevenção da DA se forem administrados nos períodos pré e pós-natal, tanto em populações de risco geral como em populações de risco alérgico, como demonstram as evidências propostas numa meta-análise recentemente publicada (Panduru et al., 2015). Nesta meta-análise, foram encontrados 1513 artigos relacionados com probióticos e DA; 26 estudos satisfizeram os critérios de estudo e apenas 16 foram incluídos na análise final. Os probióticos conferiram proteção contra a ocorrência de DA (odds ratio [OR], 0,64; p < 0,001) em ambos os subgrupos de pacientes, um na população geral e o outro, numa população de alto risco para alergias. A administração pré-natal seguida da administração pós-natal de probióticos foi protetora (OR, 0,61; p<0,001), em contraste com a administração apenas pós-natal (OR, 0,95; p<0,82). Tanto *o Lactobacillus* spp. sozinho quanto *o Lactobacillus* spp. com *Bifidobacterium* spp. foram protetores contra a DA (OR, 0,70; p ¼ 0,004 e OR, 0,62; p<0,001, respetivamente). Panduru et al. (2015) relataram que os resultados obtidos concluíram que os probióticos parecem ter um papel protetor na prevenção da DA quando são administrados no período pré e pós-natal, tanto na população geral como na população de risco alérgico.

4.2.2. Acne

Foi referido que existe um mecanismo gastrointestinal (GI) para a sobreposição entre depressão, ansiedade e doenças de pele como a acne (Lahtinen e Ouwehand, 2009). Os principais factores envolvidos na acne são: produção excessiva de sebo, hiperqueratinização folicular, hipercolonização de *Propionibacterium acnes (P. acnes)* e inflamação (Al-Ghazzewi e Tester 2010). O crescimento excessivo de *P. acnes*, uma bactéria comensal da pele, tem sido associado à progressão da acne vulgar. Um estudo demonstrou que os microrganismos da pele podem mediar a fermentação do glicerol, que é produzido naturalmente na pele, para aumentar os seus efeitos inibitórios no crescimento de *P. acnes* (Wang et al., 2014). Além disso, Wang et al. (2014) declararam que os microrganismos da pele, a maioria dos quais são *Staphylococcus epidermidis (S. epidermidis)*, podem metabolizar o glicerol e criar zonas de inibição para repelir uma colónia de *P. acnes* crescida em excesso. O ácido succínico inibe eficazmente o crescimento de *P. acnes* tanto *in vitro* como *in vivo*. Os resultados do estudo demonstraram, pela primeira vez, que os membros bacterianos do microbioma da pele podem ser submetidos a fermentação para controlar o crescimento excessivo de *P. acnes*. O conceito de interferência bacteriana entre *P. acnes* e *S. epidermidis* através da fermentação pode ser aplicado para desenvolver probióticos contra a acne vulgar e outras doenças da pele. No entanto, Wang e Wu (2005) observaram que estes factores podem ser agravados com o stress. O stress também pode alterar o revestimento intestinal, encorajando o crescimento excessivo de bactérias, estagnando o tempo de trânsito intestinal e comprometendo assim a barreira intestinal. Um dos potenciais benefícios que os probióticos sistémicos podem oferecer é a redução da inflamação na acne, provavelmente causada pela regulação negativa da expressão genética relacionada com a libertação de citocinas inflamatórias e o recrutamento de células T CD8 patogénicas, ao mesmo tempo que activam as células Treg (Muizzuddin et al., 2012). Os probióticos reduzem os efeitos secundários dos antibióticos sistémicos e funcionam em sinergia com estes últimos no tratamento da acne inflamatória. Foi estudada a suplementação com probióticos, minociclina e ambos, probióticos e minociclina. O estudo concluiu que os probióticos podem ser considerados uma opção terapêutica ou um adjuvante para a acne vulgar, proporcionando um efeito anti-inflamatório sinérgico com os antibióticos sistémicos, ao mesmo tempo que reduzem os potenciais efeitos adversos secundários à utilização crónica de antibióticos (Jung et al., 2013).

4.2.3. Eczema

Num estudo, não foi encontrado qualquer benefício claro dos probióticos na prevenção do eczema. Foram publicados vários estudos com probióticos na literatura médica e a maioria dos estudos avaliou estirpes *de Lactobacillus* isoladamente ou em combinação com outras espécies probióticas

Embora os animais domésticos peludos sejam frequentemente citados como causadores de doenças alérgicas, uma revisão sistemática de estudos observacionais não encontrou provas de que a exposição a gatos ou cães à nascença aumente o risco de eczema. A exclusão alimentar também não, à exceção da evicção de ovos em bebés com suspeita de alergia ao ovo apoiada por provas de sensibilização. Uma revisão de 13 estudos de probióticos para o tratamento de eczema estabelecido não mostrou provas convincentes de um benefício clinicamente válido, uma observação que foi substanciada numa revisão Cochrane subsequente (Williams e Grindlay, 2010). Foram publicados vários estudos com probióticos na literatura médica e a maioria dos estudos avaliou estirpes *de Lactobacillus* isoladamente ou em combinação com outras espécies probióticas. Woo et al., (2010) demonstraram que a estirpe *L. fermentum* e *L. sakei* pode reduzir significativamente o índice SCORAD. Allen et al. (2014) estudaram o efeito dos probióticos no eczema. Um estudo centrou-se em crianças com eczema diagnosticado aos 2 anos de idade - um grupo a receber probióticos e outro a receber um placebo. Os bebés foram acompanhados através de questionários. O exame clínico e os testes cutâneos de picada a alergénios comuns foram efectuados aos 6 meses e aos 2 anos. A frequência cumulativa de eczema diagnosticado aos 2 anos foi semelhante nos grupos dos probióticos (73 de 214, 34,1%) e do placebo (72 de 222, 32,4%; OR, 1,07; intervalo de confiança de 95%, 0,72-1,6). Entre os resultados secundários, a frequência cumulativa de sensibilidade à picada na pele aos 2 anos foi reduzida no grupo dos probióticos. Também impediu a sensibilização atópica a alergénios alimentares comuns, reduzindo assim a incidência de eczema atópico na primeira infância.

4.2.4. Candidíase cutânea

Os probióticos foram estudados na candidíase localizada e concluiu-se que os benefícios podem ser devidos à capacidade das bactérias probióticas de inibir o crescimento de agentes patogénicos e de modular as respostas imunitárias humanas (Fucsh-Tarlovski et al., 2016). Os resultados do estudo sugeriram que essas bactérias poderiam fornecer novas possibilidades na terapia antifúngica (Mailander-Sànchez et al., 2012), mas mais estudos devem ser realizados para apoiar essa teoria.

4.2.5. Probióticos na asma

Na literatura científica existe um pequeno número de estudos que tentam abordar a eficácia da suplementação com probióticos no tratamento ou prevenção da asma. Um estudo que utilizou leite fermentado com *L. casei* e estudou o seu efeito no número de episódios de asma e rinite alérgica não encontrou diferenças estatísticas entre os grupos de intervenção e controlo de crianças asmáticas. No entanto, o número de episódios de rinite foi menor no grupo dos probióticos, o que levou os autores a concluir que *o L. casei* pode beneficiar as crianças com rinite alérgica, mas não as crianças asmáticas (Michail, 2009). No entanto, Vliagoftis et al. (2008) referiram que nenhum estudo de prevenção primária foi capaz de demonstrar um efeito da suplementação probiótica para a asma em humanos.

4.2.6. Probióticos na rinite alérgica

Na literatura, os relatórios sobre a eficácia dos probióticos no tratamento da rinite alérgica são contraditórios. Giovannini et al. (2007) revelaram que *L. casei* reduziu o número de episódios de rinite em 64 crianças pré-escolares com rinite alérgica. No entanto, noutro ensaio, Helin et al. (2002) demonstraram que os doentes tratados com *L. rhamnosus GG* durante a época do pólen de bétula que eram alérgicos ao pólen de bétula e à maçã não demonstraram uma redução da pontuação dos sintomas, nem uma menor sensibilização ao pólen de bétula e à maçã após a suplementação com probióticos. Recentemente, dados da base de dados PubMed e estudos publicados indicam que a ingestão de probióticos melhorou a pontuação da qualidade de vida em pacientes com rinite alérgica. Não se registaram alterações significativas nos parâmetros sanguíneos ou imunológicos no grupo dos probióticos. Isto sugere que os probióticos podem ser úteis na rinite alérgica, mas os dados actuais não são suficientes para permitir quaisquer recomendações de tratamento (Yang et al., 2013).

4.2.7. Probióticos na alergia alimentar

Embora estudos recentes sugiram que os probióticos podem ter um papel no tratamento da alergia alimentar, mantendo a integridade da barreira epitelial intestinal, suprimindo as respostas inflamatórias intestinais e induzindo a produção de IgA na mucosa e respostas imunes tolerogénicas (Tang et al., 2015), mas Hol et al. (2008) não encontraram nenhum efeito da suplementação de *L. casei* CRL431 e *B.lactis* Bb-12 durante 12 meses na aquisição de tolerância em 119 bebés com alergia ao leite de vaca. Castellazzi et al. (2013) relataram que, num estudo sobre crianças alérgicas ao ovo, amendoim ou leite de vaca que foram tratadas com uma mistura de probióticos (predominantemente *Lactobacillus* spp. e *Bifidobacterium* spp.) durante 3 meses, mostraram que o tratamento não influenciou a sensibilização ou as respostas imunitárias *ex vivo*. Isto indicaria ainda que, atualmente, não existem provas de que os probióticos possam induzir tolerância na alergia.

Finalmente, Tang et al. (2015) concluíram que os probióticos podem ter um papel potencial na prevenção e no tratamento da dermatite atópica, mas os estudos realizados até à data não foram conclusivos. Atualmente, não existe qualquer papel para a terapia probiótica no tratamento da asma. Um Comité Especial da Organização Mundial de Alergia sobre Alergia Alimentar e Nutrição analisou as provas relativas à utilização de probióticos para a prevenção e tratamento da alergia. O comité referiu que os probióticos não têm um papel estabelecido na prevenção ou no tratamento da alergia e que serão importantes estudos futuros para compreender melhor e aperfeiçoar a atual base de conhecimentos sobre a potencial utilização de probióticos na alergia.

4.3. Probióticos e saúde ginecológica

O microbiota vaginal tem um papel extremamente importante na manutenção de um estado vaginal saudável e, consequentemente, na prevenção de infecções urogenitais. *O* microbiota vaginal inclui diversos microrganismos anaeróbios e aeróbios, sendo o *Lactobacillus* spp. a bactéria mais prevalente e muitas vezes numericamente dominante. O ecossistema vaginal pode ser perturbado com a perda de microrganismos benéficos devido a vários factores, como o uso de antibióticos, a atividade sexual, as alterações hormonais e a contraceção. Esta alteração pode resultar na colonização por microrganismos patogénicos que causam doenças como a vaginose bacteriana (VB), a candidíase vulvovaginal (CVV) e as infecções do trato urinário (ITU) (Borges et al., 2016).

Atualmente, as infecções urogenitais são tratadas com antibióticos. Estes tratamentos têm vários inconvenientes, incluindo uma diminuição do número de bactérias benéficas e um aumento da resistência aos medicamentos; além disso, são frequentemente ineficazes e aumentam o risco de recorrência da infeção. Consequentemente, são urgentemente necessários medicamentos alternativos, sendo os probióticos uma escolha viável devido à sua capacidade de aderir às células epiteliais vaginais e de produzir inibidores do crescimento patogénico (ácido lático, peróxido de hidrogénio, bacteriocinas e biossurfactantes) (Borges et al., 2016).

Mastromarino et al. (2013) relataram que o uso de probióticos vaginais é baseado no papel da microbiota vaginal saudável e no requisito de restaurar o ecossistema microbiano após a perturbação. Outra abordagem para influenciar a microbiota genital consiste em fornecer nutrientes, como os prebióticos, que estimulam o crescimento de lactobacilos em detrimento de agentes patogénicos (Coste et al., 2012).

Cribby et al. (2008) argumentaram que a microbiota vaginal é constituída principalmente por *Lactobacillus* spp. como *L. iners*, *L. crispatus*, *L. gasseri*, *L. jensenii*, seguidos por *L. acidophilus*, *L. fermentum*, *L. plantarum*, *L. brevis*, *L. casei*, *L. vaginalis*, *L. delbrueckii*, *L. salivarius*, *L. reuteri* e *L. rhamnosus*. Geralmente, os lactobacilos estão presentes em quantidades de 10^7 a 10^8 CFU/g de fluido vaginal em mulheres saudáveis na pré-menopausa (Borges et al., 2016). Witkin et al. (2007) afirmaram que a composição da microbiota vaginal não é estagnada e é afetada por fatores endógenos e exógenos, como menstruação, gravidez, métodos contraceptivos, relações sexuais, uso de antibióticos e alterações hormonais. *O Lactobacillus* spp. é capaz de utilizar o glicogénio presente no fluido vaginal e de produzir ácido lático, que acidifica o ambiente vaginal. O pH vaginal normal é de cerca de 4-4,5, com variações de 6,6 (±0,3) a 4,2 (±0,2) entre o dia 2 e o dia 14 do ciclo menstrual (Charlier et al., 2009). Valores de pH mais elevados podem estimular o crescimento de organismos patogénicos, nomeadamente, a colonização por bactérias entéricas (Borges et al., 2016). Quando o ecossistema vaginal é perturbado pela invasão de espécies exógenas ou pelo crescimento excessivo de microrganismos comensais endógenos, o resultado são infeções como a VB, VVC e ITU (Rampersaud et al., 2012).

4.3.1. Vaginose bacteriana

Atualmente, a vaginose bacteriana (VB) é um dos distúrbios vaginais mais comuns que afectam mulheres férteis, pré-menopáusicas e grávidas (Mastromarino et al., 2013). Hay (2014) informou que as mulheres que têm um corrimento vaginal anormal branco excessivo com um forte odor a peixe, 50% das pacientes são assintomáticas quando a VB é detectada. Sabe-se que a VB é um distúrbio polimicrobiano causado por uma redução de lactobacilos e um supercrescimento de bactérias anaeróbias estritas ou facultativas, como *Gardnerella vaginalis*, *Mycoplasma hominis*, *Prevotella* spp., *Peptostreptococcus* spp., *Mobiluncus* spp., *Bacteroides* spp., *Atopobium vaginae* e *Megasphera* spp. (Borges et al., 2016). Este distúrbio está correlacionado com valores elevados do pH vaginal, uma redução da atividade antimicrobiana da secreção vaginal e uma lesão local das múltiplas vias imunes inatas, sustentam Dover et al. (2008). Estes desvios na microbiota vaginal têm consequências clínicas graves, como infeções ascendentes durante a gravidez e problemas obstétricos (Mastromarino et al., 2013). Toxinas de bactérias presentes na VB podem permear a placenta e provocar lesões cerebrais no feto. Estas toxinas podem ser responsáveis por lesões cerebrais neurológicas permanentes, bem como por paralisia cerebral, risco de provável doença de Parkinson e esquizofrenia (Borges et al., 2016).

O parto pré-termo (PD) é uma das principais causas de morbilidade e morte neonatal. Resulta frequentemente de corioamnionite, que é uma complicação da vaginose bacteriana.

Os probióticos são eficazes no tratamento da vaginose bacteriana em mulheres que não estavam grávidas. Gille et al. (2016) investigaram o efeito de um suplemento alimentar disponível comercialmente que consiste em 2 estirpes de lactobacilos probióticos (*L. rhamnosus* GR-1 e *L. reuteri* RC-14) na microbiota vaginal de mulheres grávidas. Os resultados não foram claros, mas os probióticos orais podem ser adequados para implementação nos cuidados pré-natais, mas, tal como administrados aqui (1 cápsula de ingestão oral diária com $1x10^9$ unidades formadoras de colónias de cada estirpe por cápsula), não tiveram qualquer efeito na saúde vaginal durante a meia-gestação. Outras vias de aplicação ou preparações probióticas podem ser mais eficazes no apoio à microbiota vaginal durante a gravidez (Gille et al., 2016). Schwebke (2001) referiu que a VB também está presente como uma co-infeção com doenças sexualmente transmissíveis (DST) cervicais e vaginais causadas por *Neisseria gonorrhoeae*, *Chlamydia trachomatis* e *Trichomonas vaginalis*.

4.3.2. Candidíase vulvovaginal

Sobel (2014) referiu que a candidíase vulvovaginal (CVV) aparece pelo menos uma vez na vida em 75% das mulheres em idade reprodutiva e pelo menos duas vezes em 40-45% das mulheres. Classicamente, os pacientes relatam um corrimento branco e prurido local, e muitas vezes dispareunia, eritema vulvar e inchaço, no entanto, 20% das mulheres em idade fértil são assintomáticas (Borges et al., 2016). *Candida albicans*, *Candida tropicalis*, *Candida krusei* e *Candida glabrata* são as leveduras mais comuns que podem induzir a vaginite (Falagas et al., 2006). Falagas et al. (2006) admitiram que a terapia com antibióticos, o uso de espermicida, a contraceção oral, a terapia com estrogénio, a diabetes e o vestuário apertado e pouco ventilado são factores que aumentam o risco de CVV.

4.3.3. Infeção do trato urinário

Sabe-se que a infeção do trato inferior (cistite) está localizada na bexiga, enquanto as infecções do trato superior (pielonefrite) estão localizadas nos rins (West e Moore, 2014). Normalmente, as mulheres têm vários sintomas, como desconforto suprapúbico, disúria e piúria, micção frequente e dolorosa; no entanto, algumas mulheres são assintomáticas. Cribby et al. (2008) avaliaram que 50% de todas as mulheres sofrem uma infeção do trato urinário (ITU) em algum momento da sua vida. Os agentes patogénicos que causam a ITU são geralmente organismos fecais. A maioria destas infecções deve-se a bacilos coliformes Gram-negativos, sendo a *Escherichia coli* o agente uropatogénico mais comum. Outros microrganismos comuns são *Staphylococcus saprophyticus*, *Enterococcus faecalis* e, menos frequentemente, *Klebsiella pneumoniae* e *Proteus mirabilis* (Borges et al., 2016). Barrons e Tassone,

2008 contaram as condições que aumentam a probabilidade de desenvolver ITU, tais como: obstrução do trato urinário, cateterismo, gravidez, uso de espermicida e agentes anticolinérgicos. Um estudo piloto clínico prospetivo para testar supositórios vaginais com *L. crispatus* GAI 98322 contra a recorrência de ITU bacteriana foi conduzido por Uehara e colaboradores (2006). Os autores selecionaram nove mulheres que tinham tido pelo menos 2 episódios de ITU nos 12 meses anteriores e que sofriam de ITU recorrente há pelo menos 2 anos. De 2 em 2 dias durante 1 ano, estas mulheres inseriram um supositório vaginal com L. crispatus GAI 98322 ao deitar. Não se registaram efeitos adversos e o número de recorrências de ITU diminuiu significativamente durante esse tratamento. A administração de probióticos por via intra-vaginal implica a sua incorporação em veículos adequados e já estão disponíveis várias formas de dosagem, como comprimidos, supositórios vaginais, cápsulas, tampões e películas. Vários estudos demonstraram a capacidade dos probióticos administrados por via vaginal para prevenir recorrências de VB, VVC ou ITU sem efeitos colaterais encontrados (Borges et al., 2016).

4.4. Distúrbios digestivos e doenças gastrointestinais

As propriedades benéficas mais significativas e conhecidas dos probióticos incluem a prevenção de diarreia, obstipação, alterações na conjugação de sais biliares, aumento da atividade antibacteriana e anti-inflamatória (Pandey et al., 2015). Além disso, também confirmaram os seus efeitos inerentes no alívio dos sintomas de alergia, cancro, SIDA, infecções respiratórias e do trato urinário. Além disso, existem relatórios sobre os seus efeitos benéficos no envelhecimento, fadiga, autismo, osteoporose, obesidade e diabetes tipo 2 (Harish e Varghese 2006).

4.4.1. Diarreia

A Organização Mundial de Saúde definiu a diarreia como três ou mais fezes moles ou aquosas durante um período de 24 horas. Nas últimas duas décadas, várias investigações sobre microrganismos probióticos através de estudos *in vitro*, experiências com animais e estudos clínicos adequados e bem concebidos validaram os efeitos positivos do consumo de probióticos na prevenção de diarreia de diferentes tipos (Pandey et al., 2015).

4.4.1.1. Diarreia infantil aguda

A diarreia infantil aguda causada por rotavírus é a condição gastrointestinal mais estudada e a reidratação oral rápida é o tratamento primário. Os probióticos têm sido considerados úteis como adjuvantes da terapia de reidratação. Embora os dados disponíveis sejam limitados, sugerem que a dose mínima eficaz em crianças é de 10 mil milhões de UFC nas primeiras 48 horas (Pandey et al., 2015).

4.4.1.2. Diarreia associada a antibióticos

A perturbação/destruição da microbiota indígena causada por tratamentos com antibióticos conduz frequentemente a diarreia. O principal mecanismo pelo qual os antibióticos causam diarreia é através da diminuição da resistência aos agentes patogénicos em resultado da perturbação da flora microbiana intestinal e das subsequentes alterações no metabolismo dos hidratos de carbono, dos ácidos gordos de cadeia curta e dos ácidos biliares (Pandey et al., 2015). McFarland (2006) enumerou várias estirpes de probióticos, incluindo várias espécies bacterianas, como *L. acidophilus*; *L. rhamnosus* GG, *L. delbruckii*, *L. fermentum*, que são activas na redução da incidência de diarreia induzida por antibióticos. No entanto, continua a ser necessário estabelecer, através de estudos clínicos controlados, qual o probiótico mais ativo e qual a(s) dose(s) a utilizar (Sudha e Bhonagiri 2012).

4.4.1.3. Diarreia do viajante

Possivelmente, 20-60% dos viajantes em todo o mundo são afectados pela diarreia do viajante. Afecta particularmente as pessoas que viajam de países industrializados para países em desenvolvimento, especialmente nas regiões tropicais e semi-tropicais. As bactérias são as causas mais comuns da diarreia (60-85% dos casos) e o agente patogénico bacteriano mais ativo é a *Escherichia coli* (Domingo, 2017), seguida de *Campylobacter jejuni*, *Shigella* spp. e *Salmonella* spp. Os parasitas representam cerca de 10% e os vírus um saldo de 5% das infecções (Hill e Ryan 2008). Observou-se que *L. rhamnosus GG* mostrou eficácia contra a diarreia viral e idiopática. McFarland

(2007) referiu que os lactobacilos, as bifidobactérias, os enterococos e os estreptococos têm sido utilizados profilaticamente para prevenir a diarreia do viajante.

4.4.2. Síndrome do intestino irritável (SII)

Atualmente, a SII é um dos distúrbios gastrointestinais funcionais mais comuns e é uma condição crónica caracterizada por crises recorrentes de desconforto e dor abdominal, inchaço e um hábito intestinal variável com ausência de qualquer anomalia evidente da mucosa e flatulência (Pandey et al., 2015). Chapman et al. (2011) relataram que um produto probiótico comercial, VSL#3, uma mistura de 8 cepas probióticas e *L. plantarum* diminuiu a flatulência e aliviou o inchaço abdominal. Além disso, a redução da dor foi observada quando *L. rhamnosus* GG foi ingerido, afirmaram Kim et al. (2005). Diferentes estudos em adultos mostraram que *B. infantis*, *L. rhamnosus* GG e a mistura de diferentes probióticos, como *L. rhamnosus* GG, *L. rhamnosus* LC705, *B. breve* Bb99 e *Propionibacterium freudenreichii* JS, foram considerados eficazes no alívio dos sintomas (Pandey et al., 2015). Guglielmetti et al. (2011) relataram que a ingestão de *B. bifidum* MIMBb75 durante 4 semanas aliviou eficazmente a SII global, bem como os seus sintomas relacionados.

4.4.3. Doença inflamatória intestinal (DII)

A DII é uma doença crónica, recidivante e multifatorial que causa inflamação do trato gastrointestinal e provoca diarreia aquosa e sanguinolenta grave acompanhada de dor abdominal. A DII afecta tanto o cólon como o intestino delgado e inclui a colite ulcerosa (CU), a doença de Crohn (DC) e a pouchite (Pandey et al., 2015).

4.4.3.1. Colite ulcerosa (CU)

Sabe-se que a CU, tal como a DII, afecta principalmente o revestimento do intestino grosso e do reto. A CU de longa duração é um fator de risco para o cancro do cólon. Kelesidis e Pothoulakis (2012) afirmaram que a utilização de várias espécies probióticas como *S. boulardii*, *L. casei* e *B. bifidum* mostrou resultados promissores. Além disso, Sheil et al. (2007) sugeriram que o leite fermentado contendo *B. breve*, *B. bifidum* e *L. acidophilus* era benéfico para induzir uma remissão de grau ligeiro nos doentes.

4.4.3.2. Doença de Crohn (DC)

A doença de Crohn é uma forma de DII que geralmente afecta o intestino, mas pode ocorrer em qualquer local, desde a boca até ao fim do reto. A DC provoca ulceração e inflamação que afectam a capacidade do organismo para digerir os alimentos, absorver os nutrientes e eliminar os resíduos de forma saudável (Pandey et al., 2015). *Salmonella* spp., *Campylobacter jejuni*, *Clostridium difficile*, Adenovirus e *Mycoplasma* spp. foram identificados como alguns dos agentes causais comuns. Jonkers et al. (2012) sugeriram a eficácia dos probióticos no combate aos problemas da DC, especialmente *E. coli* Nissel 1917, *S. boulardii*, *L. rhamnosus* estirpe GG e o produto probiótico comercial VSL3.

4.4.3.3. Pouchitis

Pouchitis é outro tipo de IBD onde a bolsa ileal fica inflamada especialmente após colectomia e anastomose do canal da bolsa ileal. Veerappan et al. (2012) relataram que, em diferentes estudos, o VSL#3, produto comercialmente probiótico que contém *L. acidophilus*, *L. casei*, *L. plantarum*, *L. bulgaricus*; *B. longum*, *B. breve*, *B. infantis* e *S. thermophilus* foi considerado altamente eficaz para manter a remissão da pouquite crónica (Domingo, 2017). Pena (2007) admitiu que vários estudos sobre inflamação intestinal aguda e crónica sugerem o papel positivo dos probióticos, prebióticos e/ou simbióticos na gestão da doença inflamatória intestinal.

4.4.4. Intolerância à lactose

Atualmente, a intolerância à lactose é o tipo mais comum de intolerância aos hidratos de carbono e pode ser atribuída à falta de digestão da lactose devido a baixos níveis de atividade da enzima β-galactosidase (Pandey et al., 2015). Os sintomas são os seguintes: desconforto abdominal como diarreia, inchaço, dor abdominal e flatulência. Uma possível intervenção farmacológica para a intolerância à lactose é o tratamento com probióticos como *L. bulgaricus* e *S. thermophilus*. Observa-se também que o consumo de leite contendo *B. longum* e *L. acidophilus* causa significativamente menos produção de hidrogénio e flatulência (Pandey et al., 2015). Vonk et al. (2012) relataram que a combinação de *L. casei* e *B. breve* melhorou significativamente os sintomas de intolerância à lactose.

4.4.5. Imunomodulação

As bactérias probióticas têm efeitos imunomoduladores, propriedades semelhantes a adjuvantes e atividade anti-inflamatória e afectam a imunidade humoral e a imunidade mediada por células. Sabe-se que as bactérias probióticas segregam factores responsáveis pela modulação das respostas imunitárias (Pandey et al., 2015). Delcenserie et al. (2008) sugeriram que os fatores secretados por *L. reuteri* diminuem a expressão do gene dependente de NF-κB, resultando em diminuição da proliferação celular e aumento da proteína quinase ativada por mitógeno, um evento importante para induzir a apoptose. Atualmente, as bebidas lácteas fermentadas são fontes populares de probióticos, mas é importante notar que *L. helveticus* é capaz de produzir factores responsáveis pelo aumento da expressão da calcineurina, causando o aumento da formação de mastócitos e células caliciformes no trato gastrointestinal do rato (Isolauri et al. 2002). Hardy et al. (2013) relataram que a ingestão do produto comercialmente probiótico, VSL3, desacelerou a regulação de tal resposta, reduzindo a secreção de IL-8, mesmo na presença de uma estirpe patogénica de *Salmonella dublin*. Atualmente, os simbióticos parecem ser uma proposta bastante atractiva para melhorar a função imunitária. Panda et al. (2006) mencionaram que uma combinação de *B. coagulans* e inulina na dieta, durante 6 semanas, induziu uma redução significativa nos níveis de proteína C-reactiva e também aumentou os níveis de glutatião.

4.4.6. Infeção por *Helicobacter pylori*

Quando a erradicação da *Helicobacter pylori* (*H. pylori*) é recomendada, a taxa de sucesso é de aproximadamente 90% utilizando um tratamento de primeira linha (em particular com terapia quádrupla concomitante sem bismuto. Este tratamento tem melhores resultados do que a terapia tripla clássica), e cerca de 70% utilizando um tratamento de segunda linha (Domingo, 2017).

Entre os diferentes tipos de probióticos utilizados para melhorar os resultados das terapias de erradicação, destacam-se as *estirpes* de *L. reuteri* que demonstraram uma capacidade de inibir a colonização da mucosa gástrica humana pela *H. pylori*, para além de uma capacidade de produzir reuterina, um antibiótico de largo espetro ativo contra a *H. pylori*. A estirpe DSM17648 de *L. reuteri* pareceu especialmente eficaz para este efeito. A adição de *S. boulardii* parece também aumentar significativamente a taxa de erradicação, embora abaixo do nível de sucesso desejado (80% contra 71% no grupo de controlo). Esta levedura reduziu também significativamente alguns efeitos secundários associados ao tratamento (Domingo, 2017).

4.5. Doenças cardiovasculares e metabolismo lipídico

A doença cardíaca coronária (DCC) é uma das principais causas de morte em adultos nos países desenvolvidos e em desenvolvimento. Trata-se de uma doença em que as principais artérias coronárias que irrigam o coração deixam de ser capazes de fornecer sangue e oxigénio suficientes ao músculo cardíaco (miocárdio), principalmente devido à acumulação de placas na íntima das artérias. Foram categorizados vários factores de risco conhecidos por afetar um indivíduo com DCC, como a hiperlipidemia (níveis elevados de lípidos no sangue), a hipertensão (pressão arterial elevada), a obesidade, o tabagismo e a falta de exercício físico (Ranjbar et al., 2016).

Em todo o mundo, a dieta é considerada o principal fator de controlo do risco de doença coronária através dos seus efeitos sobre determinados factores de risco, incluindo os lípidos no sangue, a pressão arterial e, provavelmente, também através de mecanismos trombogénicos. Como resultado da baixa adesão dos consumidores a dietas com baixo teor de gordura, foram feitas tentativas para identificar outros componentes da dieta que possam reduzir os níveis de colesterol no sangue (Ranjbar et al., 2016).

Mann e Spoerry, (1974) foram os primeiros a sugerir os possíveis efeitos do consumo de probióticos no metabolismo lipídico. Estes autores relataram uma redução nos níveis de colesterol sérico no povo Maasai devido ao consumo de leite fermentado (Watson e Preedy 2010). Há relatos de várias cepas de probióticos, tais como: *L. bulgaricus*, *L. reuteri* e *B. coagulans* com efeitos hipocolesterolémicos relatados.

Estudos em humanos com leite L. *acidophilus* L1 demonstraram uma redução significativa do colesterol sérico. Homayouni et al. (2012) afirmaram que a ingestão de iogurte magro contendo *B. longum* BL1 num ensaio que envolveu 32 pacientes hipercolesterolémicos, mostrou um declínio significativo dos triglicéridos, do colesterol sérico total e do colesterol LDL. Registou-se também um aumento de 14,5% do colesterol HDL. O efeito hipocolesterolémico dos probióticos pode dever-se a:

1) Diminuição da hidroxil-metil-glutaril-Coenzima-Areductase no fígado.

2) Como conversão significativa de colesterol em ácidos biliares. Além disso, a desconjugação enzimática dos ácidos biliares também é possível através da enzima dos probióticos. Uma vez desconjugados, os ácidos biliares são facilmente absorvidos pelo intestino, levando à sua eliminação nas fezes e, assim, à redução do colesterol sérico (Teitelbaum e Walker 2002).

3) O colesterol pode ser removido pelos probióticos através da incorporação nas membranas celulares durante o crescimento.

O mecanismo de ação dos probióticos na redução do colesterol inclui as acções fisiológicas dos produtos finais da fermentação dos ácidos gordos de cadeia curta (AGCC), a assimilação do colesterol, a ligação do colesterol às paredes celulares bacterianas e a desconjugação dos ácidos biliares, que é catalisada pela enzima hidrolase dos ácidos biliares conjugados produzida exclusivamente pelas bactérias. Está bem documentado que o metabolismo microbiano dos ácidos biliares é um efeito probiótico irregular envolvido no papel terapêutico de algumas bactérias. A capacidade de desconjugação é amplamente encontrada em muitas bactérias intestinais, incluindo os géneros *Enterococcus* spp, *Peptostreptococcus* spp, *Bifidobacterium* spp, *Fusobacterium* spp, *Clostridium* spp, *Bacteroides* spp e *Lactobacillus* spp (Hylemond, 1985). Esta reação liberta a porção de aminoácidos e o ácido biliar desconjugado, reduzindo assim a reabsorção de colesterol, aumentando a excreção fecal dos ácidos biliares desconjugados.

O mecanismo de ligação do colesterol às paredes celulares bacterianas também foi sugerido como uma possível explicação para os efeitos hipocolesterolémicos dos probióticos. Hosona e Tono-oka (1995) referiram que *Lactococcus lactis* subsp. *biovar* tinha a maior capacidade de ligação ao colesterol das bactérias testadas no estudo. Especulou-se que as diferenças de ligação se deviam às propriedades químicas e estruturais das paredes celulares, e que mesmo as células mortas podem ter a capacidade de se ligar ao colesterol no intestino. O mecanismo de ação dos probióticos na redução do colesterol pode ser um ou todos os mecanismos acima referidos, com a capacidade de diferentes espécies bacterianas terem efeitos variáveis na redução do colesterol. No entanto, é necessária mais investigação para elucidar completamente o efeito e o mecanismo dos probióticos e a sua possível ação hipocolesterolémica (Ranjbar et al., 2016).

Existem algumas evidências de estudos *in vitro* para apoiar a hipótese de que certas bactérias podem assimilar (absorver) o colesterol (Ranjbar et al. 2016)). Foi relatado que *L. acidophilus* e *B. bifidum* tinham a capacidade de assimilar o colesterol em estudos in vitro, mas apenas na presença de bílis e em condições anaeróbicas (Gilliland et al., 1985; Rasic et al., 1992). Ranjbar et al. (2016) concluíram que, nos últimos anos, foram produzidos vários alimentos funcionais contendo probióticos. Estes alimentos têm recebido atenção pelos seus efeitos benéficos na microflora intestinal e pelas ligações aos seus efeitos sistémicos na redução dos lípidos conhecidos como factores de risco para a doença coronária. Para que haja progressos, os consumidores precisam de ser informados sobre os vários benefícios para a saúde e sobre a forma como poderão utilizar estes produtos na sua própria dieta sem consequências adversas. Além disso, para tornar estes alimentos atractivos para o consumidor, os produtos precisam de ter um preço que os torne acessíveis ao público em geral.

4.6. Cancro

Vários investigadores descobriram que os probióticos diminuem as concentrações fecais de enzimas e de sais biliares secundários e reduzem a absorção de agentes mutagénicos nocivos que podem contribuir para a carcinogénese do cólon. Outros estudos sugerem que a flora intestinal normal pode influenciar a carcinogénese através da produção de enzimas (glicosidase, β-glucuronidase, azoredutase e nitroredutase) que transformam os pré-carcinogéneos em carcinogéneos activos. Certos probióticos podem proteger o hospedeiro desta atividade. A toma de suplementos de *L. acidophilus* e *L. casei* em seres humanos ajudou a diminuir os níveis destas enzimas, como demonstrado por amostras fecais (Brown e Valiere, 2004).

Sabe-se que a estirpe probiótica *L. acidophilus* prolonga a indução de tumores do cólon. Estudos recentes demonstraram que o consumo de leite e colostro fermentado com *L. acidophilus* resultou numa redução de 16-41% na proliferação tumoral (Andrews e Tan 2012). Lee et al. (2012) demonstraram que outros probióticos *L. bulgaricus* induzem atividade antitumoral contra sarcoma-180 e tumores sólidos de ascite de Ehrlich. A administração dietética de *B. longum* e oligofrutose e inulina inibe a formação de lesões pré-neoplásicas. Outros autores sugeriram que *o B. longum* suprimia o cancro da mama e do cólon (Kaur e Gupta 2002). Em geral, os estudos *em* sistemas *in vitro* e numa vasta gama de modelos animais fornecem provas consideráveis de que os tribióticos (probióticos, prebióticos e pós-bióticos) têm propriedades anti-neoplásicas (Fotiadis et al., 2008). Hirayama e Rafter (2000) estabeleceram que as bactérias do ácido lático reduziam o crescimento e a viabilidade da linha de cancro do cólon humano HT-29. Um estudo diferente concluiu que as estirpes de bactérias lácticas *L. acidophilus, L. confusus, L. gasseri, B. longum* e *B. breve* que testaram inibiram o crescimento da linha celular de cancro da mama MCF7, embora *B. infantis* e *L. acidophilus* tenham sido as mais eficazes (Biffi et al., 1997).

Foram propostos vários mecanismos para a inibição do cancro do cólon pelas bactérias do ácido lático; estes incluem: reforço da resposta imunitária do hospedeiro, alteração da atividade metabólica da microflora intestinal, ligação e degradação de carcinogéneos, produção de compostos antimutagénicos e alteração das condições físico-químicas no cólon, tal como referido por Hirayama e Rafter (2000). Alguns autores relataram o efeito de *L. acidophilus* em três enzimas bacterianas (β-glucoronidase, nitrorredutase e azoredutase) em 21 voluntários, durante 10 dias, que reduziram a atividade das enzimas bacterianas libertadoras de carcinogéneos. Os mecanismos das ligações dos probióticos à atividade antitumoral não são completamente claros, mas oferecem material potencial útil para futuros estudos sobre o cancro (Brown e Valiere, 2004).

4.7. Probióticos nas doenças do fígado

O fígado está constantemente exposto a múltiplos produtos e microrganismos nocivos e benéficos derivados do fluxo sanguíneo (1000-1200 mL/min) através da veia porta, que transporta o sangue para fora do baço e dos intestinos (Henao-Mejiaetal., 2013). Este fluxo sanguíneo cria uma interação constante entre o hospedeiro e o seu microbioma intestinal, e esta interação é estreitamente regulada para evitar a ativação do sistema imunitário contra o hospedeiro. As interações entre o hospedeiro e o seu microbiota intestinal são mediadas por um grupo de receptores de reconhecimento de padrões (Carvalho et al., 2012). Estes receptores e as suas cascatas de sinalização a jusante são essenciais para o reconhecimento adequado dos microrganismos comensais, e a sua interação é necessária para manter o mutualismo e evitar a hiperactivação do sistema imunitário. A expressão de receptores da imunidade inata foi observada em vários locais, como células epiteliais biliares (BECs), hepatócitos, células estreladas hepáticas, células endoteliais sinusoidais e células de Kupffer (Hosel et al., 2012). No entanto, Aderem e Ulevitch (2000) mencionaram que os receptores do tipo Toll (TLRs), um tipo de receptores de reconhecimento de padrões, foram recentemente reconhecidos como componentes-chave do sistema imunitário do fígado e participam na progressão das doenças hepáticas. Foram identificados treze TLR nos mamíferos, sendo os TLR2, TLR4 e TLR9 os TLR mais estudados e associados ao desenvolvimento de doenças hepáticas. Estes TLRs desencadeiam uma resposta imunitária que se inicia com uma cascata de sinalização que resulta na ativação de genes com atividade pró-inflamatória, como a interleucina (IL) 6, IL-8, IL-12 e o fator de necrose tumoral-α (TNFα).

4.7.1. Hepatite viral

Sabe-se que os vírus da hepatite, especialmente os do tipo B e C, causam lesões hepatocelulares a longo prazo (Chàvez-Tapia et al., 2015). Um estudo de pacientes com hepatite B crónica (CHB) ou cirrose relacionada com o vírus da hepatite B (HBV) e indivíduos saudáveis mediu as alterações nas espécies de *Bifidobacterium* fecais. Xu et al. (2012) observaram que os cirróticos com HBV em comparação com CHB apresentaram uma menor quantidade de *B. longum*, *B. dentium* e *B. pseudocatenulatum*. Estas alterações foram observadas com menor frequência nos cirróticos com VHB do que nos controlos. Assim, verificou-se uma mudança de espécies benéficas para agentes patogénicos oportunistas em doentes com CHB e cirróticos com HBV. Estes resultados apoiam a potencial utilização de probióticos em doentes com uma microbiota alterada e servem de orientação para outras intervenções probióticas. Outro estudo realizado com *B. adolescentis* SPM0212 encontrou um aumento da expressão da resistência A do mixovírus (Mx), um efector antiviral induzido por IFN. Neste estudo, o nível do antigénio de superfície extracelular do VHB diminuiu de forma dependente da dose até 50%, e a expressão do gene foi inibida em 40% nas células Hep G 2.2.15 (Lee et al., 2013). Haller et al. (2007) sugerem que o extrato celular de *B. adolescentis* SPM0212 provavelmente inibiu o VHB e que o mecanismo antiviral do extrato está associado à via da Mx GTPase. As proteínas Mx são membros da superfamília de grandes GTPases, induzidas por IFN, que actuam inibindo o ciclo de replicação de uma grande variedade de vírus numa fase inicial. Além disso, os efeitos dos probióticos com as vacinas contra o VHB foram estudados por Soh et al. (2010). Os investigadores administraram probióticos a bebés vacinados contra o VHB. Quando comparados, o grupo que recebeu uma suplementação probiótica com a vacina contra o VHB (aos 0 e 1 mês) e uma vacina combinada contra difteria, tosse convulsa, tétano e hepatite B aos 6 meses, apresentou uma melhor resposta de anticorpos de superfície contra o VHB, em comparação com aqueles que apenas receberam três doses monovalentes. Após este estudo, Soh et al. (2010) concluíram que os probióticos podem estimular respostas imunitárias em bebés através de anticorpos específicos apenas quando combinados com determinados esquemas de vacinas contra o VHB.

4.7.2. Cirrose compensada

Chàvez-Tapia et al. (2015) demonstraram que os doentes com cirrose compensada apresentam geralmente sintomas ligeiros ou inexistentes, mas devem ser tratados na mesma. No entanto, o estágio compensado pode ser classificado de acordo com a presença ou ausência de varizes esofágicas, o que oferece um prognóstico diferente. Pereg et al. (2011), avaliaram pacientes com cirrose hepática e histórico de pelo menos uma complicação maior, diminuição da síntese hepática ou presença de hipertensão portal. Os pacientes foram randomizados para receber cápsulas probióticas (com *L. bulgaricus*, *L. acidophilus*, *B. lactis* e *S. thermophilus*) ou placebo por 6 meses. Não foram observadas diferenças significativas nos níveis plasmáticos de creatinina, aminotransferases, bilirrubina e albumina ou no rácio normalizado internacional. Este ensaio clínico aleatório (RCT) mostrou que os doentes com cirrose hepática compensada não são beneficiados pela utilização de probióticos suplementares.

Por outro lado, Stadlbauer et al. (2008) avaliaram pacientes com cirrose alcoólica. Verificou-se que a sua capacidade fagocítica normalizou os seus valores após 4 semanas de utilização de probióticos contendo *L. casei* Shirota. Enquanto em pacientes com cirrose hepática e doença hepática alcoólica a endotoxemia geralmente aumenta, este estudo mostrou que a administração de *L. casei* Shirota diminui a produção de citocinas pelos leucócitos. Não se verificaram efeitos adversos e os marcadores de inflamação (proteína C-reactiva e contagem de glóbulos brancos) não foram alterados, o que sugere que a utilização de probióticos pode ser segura nestes doentes.

4.7.3. Cirrose descompensada

A cirrose descompensada é definida como a presença e o desenvolvimento de complicações originadas pela hipertensão portal, que incluem manifestações de insuficiência hepática (ou seja, iterícia), ascite, hemorragia varicosa ou encefalopatia hepática (Chàvez-Tapia et al., 2015). Pawar et al., (2014) mostraram que os pacientes com cirrose apresentavam um desequilíbrio da microbiota intestinal em diferentes graus. A administração de lactobacilos reduziu significativamente a incidência de encefalopatia hepática, reduzindo o nível de amoníaco plasmático e a admissão no hospital, em comparação com o placebo. Os pacientes foram seguidos durante 6 meses para avaliar o desenvolvimento de complicações como a encefalopatia hepática, a PAS ou a hemorragia varicosa. Não se registou uma redução significativa da incidência destas complicações nem da taxa de mortalidade quando se compararam os doentes que tomaram placebo com os que tomaram lactobacilos.

Gupta et al. (2013), num estudo RCT de doentes com cirrose e varizes esofágicas grandes sem história de hemorragia, dividiram-nos em três grupos. O primeiro grupo foi tratado com propanolol e placebo durante 2 meses, o segundo grupo recebeu propanolol e norfloxacina (400 mg) e o terceiro grupo recebeu propanolol e VSL3 (900 mil milhões/dia). A adição da terapia probiótica ao propanolol melhorou a sua taxa de resposta no gradiente de pressão venosa hepática (HVPG) em comparação com os antibióticos adjuvantes. A diminuição média da HVPG foi também maior no grupo tratado com probióticos (3,7 mmHg) do que no grupo tratado com antibióticos (3,4 mmHg) e no grupo placebo (2,1 mmHg).

A PBE é definida como uma infeção bacteriana aguda no líquido ascítico, sem que seja identificada uma fonte intra-abdominal. Apresenta-se como uma complicação importante em doentes com doença hepática crónica, especialmente na cirrose descompensada. Os organismos mais comuns encontrados na PBE são bacilos Gram-negativos entéricos, como *Escherichia coli* e *Klebsiella* spp. que causam 70-80% de todas as infecções (Chàvez-Tapia et al., 2015). Pande et al. (2012) realizaram um estudo RCT que envolveu pacientes cirróticos com alto risco de desenvolver PBE (estabelecido por bilirrubina sérica ≥2,5 mg/dL, baixa concentração ascítica de proteínas ou em tratamento com profilaxia primária) ou pacientes que se recuperaram de um episódio anterior de PBE (usando profilaxia secundária). O primeiro grupo recebeu norfloxacina, 400 mg/dia, com probióticos (*Enterococcus faecalis*, *Clostridium butyricum*, *Bacillus mesentericus* e *Bacillus coagulase*); o grupo de controlo recebeu norfloxacina com um placebo. A adição de probióticos não melhorou a eficácia da profilaxia contra a PBE nem reduziu a mortalidade nestes doentes cirróticos com ascite.

4.7.4. Hemorragia varicosa

Até ao momento, não é conhecido o mecanismo exato através do qual ocorre a hemorragia imprevisível e a ressangramento precoce em doentes cirróticos. A endotoxemia secundária à infeção bacteriana tem sido proposta como um possível gatilho para a hemorragia varicosa, pois pode prejudicar a homeostase e aumentar a pressão portal. Não foram encontrados estudos em animais sobre a relação entre probióticos e sangramento varicoso (Chàvez-Tapia et al., 2015). No entanto, Gupta et al. (2013) realizaram um estudo RCT com 94 pacientes que tinham varizes esofágicas grandes, mas sem histórico de sangramento. Os pacientes foram tratados durante 2 meses. Verificou-se uma diminuição do HVPG nos grupos com probióticos e antibióticos em comparação com o propanolol isolado, bem como uma diminuição do nível de TNF-α. Não foram observadas diferenças relevantes na frequência ou tipo de efeitos adversos entre os grupos estudados. Neste estudo, os autores concluíram que a estirpe probiótica VSL3 melhorou a taxa de resposta à terapêutica com propranolol e foi bem tolerada pelos doentes. No entanto, os efeitos da terapia probiótica suplementar na pressão portal requerem um estudo mais aprofundado.

4.7.5. Cirrose biliar

A cirrose biliar primária (CBP) é uma doença autoimune que afecta o fígado através de uma colangite destrutiva marcada, colestase e anticorpos antimitocondriais (AMA), que acabam por destruir os canais biliares intra-hepáticos. As células epiteliais biliares (BECs) de pacientes com PBC mostram uma expressão aumentada de TLR4 (Wang et al., 2005). Os doentes com CBP têm uma maior produção de citocinas pró-inflamatórias IL-1β e IL-6 quando expostos a LPS bacteriano, flagelina e citosina-fosfodiester- guanina (Mao et al., 2005). A estimulação por LPS aumenta a expressão de TLR4 e do gene 88 de resposta primária à diferenciação mieloide em monócitos de doentes com PBC (Honda et al., 2007). O papel da autoimunidade na progressão da PBC foi relatado por vários estudos (Chàvez-Tapia et al., 2015). Shimoda et al. (2011), relataram a ativação cruzada de monócitos quando estimulados com IFN-α e poli I: C, o que causou a destruição de BECs. Nenhum estudo em humanos relatou o uso de probióticos na PBC (Chàvez-Tapia et al., 2015).

4.7.6. Carcinoma hepatocelular

Mandair et al. (2014) relataram que há informações epidemiológicas limitadas que sugerem o papel dos nutrientes como fatores de risco para o carcinoma hepatocelular. As modificações na microbiota resultantes dos nossos hábitos alimentares podem ser o mecanismo patogénico envolvido. Além disso, o papel dos probióticos neste cenário clínico é limitado. Dados clínicos de humanos mostram como os probióticos (*L. rhamnosus* LC705 e *Propionibacterium freudenreichii* subsp. *shermanii*) reduzem a dose biologicamente efectiva de exposição à aflatoxina (El-Nezami et al., 2006). Também foram registados dados semelhantes de murinos com *L. rhamnosus* GG. Particularmente após a exposição à aflatoxina, foi encontrada uma menor expressão de c-myc, ciclina D1, bcl-2 e rasp-21/g3pdh (Kumar et al., 2011).

4.7.7. Transplante de fígado

Após o transplante de fígado, a endotoxemia progressiva que ocorre no decurso da fase hepática está relacionada com a lesão do aloenxerto. Os pacientes com desnutrição grave e uso extensivo de antibióticos apresentam quantidades reduzidas de microbiota intestinal protetora (Chàvez-Tapia et al., 2015). Os benefícios dos probióticos em pacientes após um transplante de fígado podem ocorrer através de vários mecanismos, porque os probióticos podem estimular o crescimento epitelial da barreira intestinal, aumentar a secreção de muco e melhorar a imunidade, regulando a produção de IL-10 e estimulando a secreção de IgA, aumentando o número de neutrófilos e reduzindo a produção de citocinas inflamatórias (Chàvez-Tapia et al., 2015).

Eguchi et al. (2011), estudaram o desenvolvimento de infecções bacterianas pós-operatórias em pacientes submetidos a transplante hepático. Neste estudo, um grupo de pacientes recebeu uma mistura sinbiótica de *L. casei* e *B. breve*, começando 2 dias antes do transplante e continuando durante 2 semanas após o transplante; o outro grupo recebeu placebo. A incidência de sepsis pós-operatória foi reduzida de 24% no grupo do placebo para 4% no grupo que recebeu a mistura simbiótica. O perfil bacteriano nas culturas fecais foi normalizado após o transplante no grupo simbiótico em comparação com o grupo placebo. Num outro estudo realizado por Rayes et al. (2005), 66 pacientes foram distribuídos aleatoriamente por dois grupos: um grupo recebeu quatro bactérias lácticas diferentes (Symbiotic 2000 contém 4 tipos de probióticos: *P. pentosaceus*, *L. mesenteroides*, *L. paracasei* e *L. plantarum*), e quatro tipos de fibra: β-glucana, inulina, pectina e amido resistente), e o outro grupo recebeu apenas a fibra. Os pacientes foram tratados a partir de um dia antes da cirurgia e até 14 dias após a cirurgia. O desenvolvimento de infecções bacterianas pós-operatórias foi menor no grupo que recebeu bactérias do ácido lático e fibra (3%) em comparação com os pacientes que receberam apenas fibra (48%). Para além disso, a duração da terapia antibiótica foi significativamente mais curta no primeiro grupo.

Os dados experimentais relativos à utilização de probióticos na cirrose hepática demonstram vários efeitos benéficos. O envolvimento de vias locais e sistémicas modula os mecanismos imunitários, inflamatórios e fibróticos. Os probióticos afiguram-se como uma boa terapêutica adjuvante mediante algumas caraterísticas específicas. No entanto, podemos concluir que vários estudos demonstraram que os probióticos têm efeitos benéficos após o transplante hepático, mas a utilização de probióticos em doentes que foram submetidos a um transplante hepático requer uma análise cuidadosa para garantir a sua utilização segura.

4.8. Obesidade e diabetes tipo 2

A obesidade está normalmente associada a um conjunto de várias perturbações metabólicas, como a diabetes tipo 2 e a resistência à insulina. No fígado, a resistência à insulina reflecte-se numa supressão deficiente da produção de glicose - que explica em grande parte a hiperglicemia em jejum e a intolerância à glicose - bem como num aumento da síntese e armazenamento de lípidos. Estes eventos ligam a obesidade e a síndrome metabólica à esteatose hepática ou doença hepática gorda não alcoólica (Neyrinck et al., 2012).

Embora seja bem conhecida a relação entre a microbiota e as doenças relacionadas com a obesidade, os mecanismos subjacentes e as alterações da microbiota ainda são pouco conhecidos. O rácio de bactérias *Firmicutes* e *Bacteroidetes* está alterado em indivíduos com excesso de peso e obesos, mas não noutros. Além disso, a presença de espécies *Faecalibacterium prausnitzii* tem sido associada à redução da inflamação de baixo grau na obesidade e na diabetes, independentemente da ingestão calórica (Miquel et al., 2013).

Everard et al. (2013) demonstraram o papel fundamental de *Akkermansia muciniphila (A. muciniphila)* na fisiopatologia da obesidade, diabetes tipo 2 e inflamação metabólica. As suas experiências demonstram claramente que *a A. muciniphila* viável controla a função de barreira intestinal, o armazenamento de massa gorda e a homeostase da glicose em ratos obesos e diabéticos de tipo 2 através de vários mecanismos: *Lactobacillus* spp, *Bifidobacterium* spp e *Bacteroides uniformis* CECTT 7771 sobre o desenvolvimento da massa gorda durante a obesidade induzida por dieta (Chen et al., 2011; Fâk e Backhed, 2012). Mas, foi demonstrado que a administração de *L. plantarum* não alterou o desenvolvimento da massa gorda, o metabolismo do tecido adiposo, a espessura da camada de muco, o mRNA Reg3g do cólon e a endotoxemia metabólica, em vez disso, *A. muciniphila* induz respostas específicas do hospedeiro em comparação com outros microrganismos benéficos putativos (Everard et al., 2013).

4.9. Saúde oral

A boca humana alberga diversos microbiomas no corpo humano, tais como vírus, fungos, protozoários, archaea e bactérias. As bactérias causam duas doenças comuns, nomeadamente a cárie dentária (cárie dentária) e as doenças periodontais (gengivas) (Wade, 2013). O equilíbrio de todos estes microrganismos pode ser facilmente perturbado e uma prevalência de organismos patogénicos pode levar a diferentes problemas de saúde oral, como a cárie dentária, a periodontite e a halitose (Daliri e Lee, 2015). Os produtos funcionais probióticos para a saúde oral incluem espécies de *Lactobacillus* spp. e *Bifidobacterium* spp. (Banas e Popp, 2013). Muitos estudos revelaram que podem reduzir os níveis orais da espécie cariogénica *S. mutans*, *S.salivarius* K12 também foi identificado como produtor de bacteriocinas contra agentes patogénicos como *S. pyogenes* e *S. pneumonia*, e previne faringite recorrente, otite média e amigdalite (Daliri e Lee, 2015). Além disso, Vivekananda et al. (2010)

observaram uma redução da gengivite e do sangramento gengival após a administração de *L. reuteri*. O mecanismo pelo qual estes probióticos colonizam e afectam a cavidade oral é necessário para compreender melhor como melhoram a saúde oral.

4.10. Psicobióticos e depressão

Dinan et al. (2013) referiram que o stress psicossocial é um fator dominante na génese da depressão major. O stress resulta na ativação do eixo HPA, provocando a libertação da hormona libertadora de corticotropina e da arginina vasopressina (AVP), juntamente com uma alteração da função da barreira intestinal. Esta última pode resultar na passagem de lipopolissacárido e outras moléculas para a corrente sanguínea, com o desenvolvimento de um fenótipo pró-inflamatório, caracterizado por níveis elevados de interleucina-1 (IL-1) e IL-6. A prostaglandina E2 produzida como resultado da ativação imunitária pode estimular diretamente o córtex suprarrenal. Os antidepressivos convencionais actuam diretamente sobre as monoaminas e também suprimem as citocinas inflamatórias. Os psicobióticos elevam a citocina anti-inflamatória IL-10, diminuem as citocinas pró-inflamatórias e suprimem a atividade do eixo HPA. Também actuam como veículo de entrega de moléculas neuroactivas, como o ácido gama-aminobutírico, e melhoram a função de barreira intestinal.

Bravo et al. (2011) examinaram o impacto de *L. rhamnosus* no comportamento e nos receptores GABA centrais em ratinhos. Os animais alimentados com *L. rhamnosus* demonstraram uma redução da ansiedade numa variedade de medidas comportamentais e uma alteração da expressão central dos receptores GABA tipo A e GABA tipo B. Para determinar o mecanismo de ação, os animais foram submetidos a uma vagotomia ou a uma cirurgia simulada e foram tratados com L. rhamnosus ou com um caldo inativo. A vagotomia impediu o aparecimento de um efeito ansiolítico do probiótico e evitou alterações na expressão dos receptores GABA. O estudo fornece provas convincentes que indicam que o vago medeia os efeitos comportamentais e neuroquímicos do *L. rhamnosus*. Os investigadores referem que, apesar de ainda não existirem estudos em humanos, encontraram alguns com resultados promissores em termos de comportamento, incluindo um que mostra que os voluntários saudáveis que receberam *L. helveticus* R0052 mais *B. longum* durante 30 dias relataram níveis de stress significativamente mais baixos do que os que receberam placebo, bem como níveis de cortisol livre urinário significativamente reduzidos. Esta última descoberta fornece "um mecanismo potencial para a melhoria dos sintomas psicológicos observados", relataram os investigadores (Ranjbar et al., 2016). Um outro estudo realizado com 124 voluntários (idade média de 61,8 anos) mostrou que aqueles que consumiram iogurtes probióticos durante 3 semanas melhoraram significativamente o humor em comparação com os que receberam placebo (Ranjbar et al., 2016).

Conclusão

Recentemente, tem-se registado um grande aumento da investigação sobre os possíveis benefícios para a saúde dos microrganismos probióticos do microbioma humano e animal. Os probióticos podem ter um papel benéfico importante em várias doenças, tais como: diarreia, gastroenterite, síndrome do cólon irritável e doença inflamatória intestinal (doença de Crohn e colite ulcerosa), cancro, função imunitária deprimida, digestão inadequada da lactase, alergias infantis, incapacidade de prosperar, hiperlipidemia, doenças hepáticas, infecções por *H. pylori*, infecções do trato geniturinário e outras. Além disso, os probióticos devem ser investigados quanto aos seus possíveis benefícios para os pacientes afectados por estas e possivelmente outras condições médicas em correlação com a imunidade e vitalidade do organismo. Ao mesmo tempo, o potencial de efeitos secundários negativos de alguns probióticos em condições específicas também deve ser tido em conta. No entanto, após um longo período de utilização, o desenvolvimento de probióticos para consumo humano ainda está a dar os primeiros passos. É necessária mais investigação para determinar que probióticos e que dosagens estão associados à maior eficácia e para que doentes, bem como para demonstrar a sua segurança e limitações, de acordo com o grupo e as partículas individuais. Além disso, o estatuto regulamentar dos probióticos como componentes alimentares tem de ser estabelecido a nível internacional, com ênfase na eficácia, segurança e validação das alegações de saúde nos rótulos dos alimentos. Seguramente, na próxima década, verificar-se-á um aumento significativo do papel dos probióticos na nutrição e na medicina e a sua aplicação na prevenção e no tratamento de vários distúrbios deve ser considerada pelos profissionais médicos e promovida pela indústria alimentar, mas deve ser feita com cautela, respeitando os regulamentos e a preferência do consumidor.

Referências

Abdulkadir, B., Nelson, A., Skeath, T., Marrs, E.C.L., Perry, J.D., Cummings, S.P., Embleton, N.D., Berrington, J.E., Stewart, C.J., 2016. Uso rotineiro de probióticos em bebés prematuros: impacto longitudinal no microbioma e no metaboloma. Neonatologia, 109, 239-247.

Aderem, A., Ulevitch, R. J., 2000. Toll-like receptors in the induction of the innate immune response (Receptores do tipo Toll na indução da resposta imunitária inata). Nature, 406 (6797), 782-787.

AlFaleh, K., Anabrees, J., 2014. Probióticos para prevenção de enterocolite necrosante em bebés prematuros. Base de dados Cochrane de revisões sistemáticas, CD005496.

Al-Ghazzewi, F.H., Tester, R.F., 2010. Efeito dos hidrolisados de glucomanano de konjac e probióticos no crescimento da bactéria da pele *Propionibacterium acnesin vitro*. Jornal Internacional de Ciência Cosmética, 32, 139-42.

Allen, S.J., Jordan, S., Storey, M., Thornton, C.A., Gravenor, M.B., Garaiova, I., Plummer, S.F., Wang, D., Morgan, G., 2014. Probióticos na prevenção de eczema: um estudo controlado randomizado. Arquivos de Doenças na Infância, 99, 1014-1019.

Amara, A., 2012. In: Amara, A. (Ed.), Toward Healthy Genes. Schüling Verlage, Alemanha.

Amara, A.A., Shibl, A., 2015. Papel dos probióticos na melhoria da saúde, controlo de infecções e tratamento e gestão de doenças. Saudi Pharmaceutical Journal, 23, 107-114.

Anadón, A., Martinez-Larranaga, M.R., Ares, I., Martinez, M.A., 2016. Prebióticos e probióticos: An Assessmentof Their Safety and Health Benefits. Capítulo 1, Prebiotics and Probiotics: An Assessmentof Their Safety and Health Benefits In: Probióticos, prebióticos e simbióticos Alimentos bioactivos na promoção da saúde: Probiotics and prebiotics, Editado por R. Ross Watson e V. R. Prebiotics. Ross Watson e V. R. Preedy. Elsevier Inc., Academic Press, 125 London Wall, London, EC2Y 5AS, UK, ISBN: 978-0-12802189-7, pp. 3-23.

Anadón, A., Castellano, V., Martinez-Larranaga, M.R., 2014. Regulamentação e diretrizes de probióticos e prebióticos. In: Otles, S. (Ed.), Probióticos e prebióticos em alimentos, nutrição e saúde. CRC Press, LLC Taylor & Francis Group, Boca Raton, FL, EUA, ISBN: 978-1-4665-8623-9, pp. 91-113.

Anderson, R., Cookson, A., McNabb, W., Park, Z., McCann, M., Kelly, W., Roy, N., 2010. *Lactobacillus plantarum* MB452 melhora a função da barreira intestinal, aumentando os níveis de expressão de genes envolvidos na formação de junções apertadas, BMC Microbiology, 10, 316.

Andrews, J.M., Tan, M., 2012. Probióticos em gastroenterologia luminal: o estado atual da situação. International Medicine Journal, 42,1287-1291.

Barrons, R., Tassone, D., 2008. Utilização de probióticos *Lactobacillus* para infecções geniturinárias bacterianas em mulheres: uma revisão. Clinical Therapeutics, 30, 453-468.

Begley, M., Hill, C., Gahan, C.G.M., 2006. Atividade da hidrolase de sais biliares em probióticos. Microbiologia Aplicada e Ambiental, 72, 1729-1738.

Biffi, A., Coradini, D., Larsen, R., Riva, L., Di Fronzo, G., 1997. Efeito antiproliferativo do leite fermentado no crescimento de uma linha celular de cancro da mama humano. Nutrion and Cancer, 1997, 28:93-99.

Borges, S., Barbosa, J., Teixeira, P., 2016. Saúde ginecológica e probióticos em Probióticos, prebióticos e simbióticos. http://dx.doi.org/10.1016/B978-0-12-802189-7.00056-3 © 2016 Elsevier Inc.

Bourdichon, F., Casaregola, S., Farrokh, C., Frisvad, J.C., Gerds,M.L., Hammesf, W.P., Harnett, J., Huys, G., Laulund, S.,Ouwehand, A., Powell, I.B., Prajapati, J.B., Seto, Y., Schure,E.T., Van Boven, A., Vankerckhoven, V., Zgoda, A., Tuijtelaars, S., Hansen, E.B., 2012. Fermentações alimentares: microrganismos com utilização tecnológica benéfica. International Journal Food Microbiology, 154, 87-97.

Bradley, J., Johnson, J., Polito, R., 2015. Relatório de negócios do suplemento S: um ano difícil para suplementos pelos números. NBJ. Disponível em:

http://www.newhope. com/managing-your-business/2015-nbj-supplement-business-report-toughyear-supplements-numbers. Acedido em 12 de novembro de 2017.

Brown, A.C., Valiere, A., 2004. Probióticos e terapia nutricional médica. Nutritionl Clinic Care, 7, 69-74.

Bravo, J.A., Forsythe, P., Chew, M.V., Escaravage, E., Savignac, H.M., Dinan, T.G., Bienenstock, J., Cryan, J.F., 2011. A ingestão de estirpe de lactobacilos regula o comportamento emocional e a expressão do recetor GABA central num rato através do nervo vago. Proceedings of the National Acadademy of Science U. S. A. 108, 1605016055.

Buffington, S.A., Di Prisco, G.V., Auchtung, T.A., Ajami, N.J., Petrosino, J.F., Costa-Mattioli, M., 2016. A reconstituição microbiana reverte os défices sociais e sinápticos induzidos pela dieta materna na descendência. Célula, 165, 1762-1775.

Carvalho, F. A., Aitken, J. D., Vijay-Kumar, M., Gewirtz, A. T., 2012. Interações entre o recetor do tipo Toll e a microbiota intestinal: Perturbe por sua própria conta e risco! Revisão Anual de Fisiologia, 74, 177-198.

Cammarota, M., De Rosa, M., Stellavato, A., Lamberti, M., Marzaioli,I., Giuliano, M., 2009. Avaliação in vitro de *Lactobacillus plantarum* DSMZ 12028 como probiótico: ênfase na imunidade inata. International Journal Food Microbiology, 135, 90-98.

Castellazzi, A.M., Valsecchi, C., Caimmi, S., Licari, A., Marseglia, A., Leoni, M.C., Caimmi, D., Miraglia del Giudice, M., Leonardi, S., La Rosa, M., Marseglia, G.L., 2013. Probióticos e alergia alimentar. Jornal Italiano de Pediatria, 39, 47.

Chapman, C.M.C., Gibson, G.R., Rowland, I., 2011. Health benefits of probiotics: are mixtures more effective than single strains? Jornal Europeu de Nutrição, 50, 117.

Charlier, C., Cretenet, M., Even, S., Le Loir, Y., 2009. Interações entre *Staphylococcus aureus* e bactérias do ácido lático: uma velha história com novas perspectivas. Jornal Internacional de Microbiologia Alimentar, 131, 30-39.

Chàvez-Tapia, N. C., Gonzalez-Rodriguez, L., Jeong, M. S., López-Ramirez, Y., Barbero-Becerra, V., Juàrez-Hernandez, E., Romero-Flores, J. L., Arrese, M., Méndez-

Sànchez, N., Uribe, M., 2015. Evidências atuais sobre o uso de probióticos em doenças hepáticas. Journal of Functional Foods, 17, 137-151.

Chen, J.J., Wang, R., Li, X.F., Wang, R.L., 2011. A suplementação com *Bifidobacterium longum* melhorou a síndrome metabólica induzida pela alimentação rica em gordura e promoveu a expressão do gene Reg I intestinal. Experimental Biology and Medicine (Maywood), 236, 823-831.

Chua, K.J., Kwok, W.C., Aggarwal, N.,Sun, T.,Chang, M.W., 2017. Probióticos projetados para a prevenção e tratamento de doenças humanas. Opinião atual em Biologia Química, 40, 8-16.

Clarke, T.C., Black, L.I., Stussman, B.J., Barnes, P.M., Nahin, R.L., 2015. Tendências no uso de abordagens complementares de saúde entre adultos: Estados Unidos, 20022012. Relatórios Nacionais de Estatísticas de Saúde, 79, 1-16.

Cohen, J., 2016. O microbioma vaginal afecta o risco de VIH. Ciência, 353(6297), 331.

Corr, S.C., Li, Y., Riedel, C.U., O'Toole, P.W., Hill, C., Gahan, C.G.M., 2007. Produção de bacteriocinas como mecanismo para a atividade anti-infecciosa de *Lactobacillus salivarius* UCC118. Actas da Academia Nacional de Ciências dos EUA, 104, 7617-7621.

Coste, I., Judlin, P., Lepargneur, J., Bou-Antoun, S., 2012. Segurança e eficácia de um gel prebiótico intravaginal na prevenção de vaginose bacteriana recorrente: um estudo duplo-cego randomizado. Obstetrícia e Ginecologia Internacional, Artigo ID 147867, 7 páginas.

Cribby, S., Taylor, M., Reid, G., 2008. A microbiota vaginal e a utilização de probióticos. Perspectivas Interdisciplinares sobre Doenças Infecciosas, 256490.

Czarnecka-Operacz, M., Sadowska-Przytocka, A., 2017. Probióticos para a prevenção da dermatite atópica e outras doenças alérgicas: Quais são os factos reais? Alergologia Polska - Polish Journal of Allergology, 4, 89-92.

Daliri, E.B.M., Lee, B.H., 2015. Novas perspectivas sobre os probióticos na saúde e na doença. Ciência dos Alimentos e Bem-Estar Humano, 4, 56-65.

Delcenserie, V., Martel, D., Lamoureux, M., Amiot, J., Boutin, Y., Roy, D., 2008. Immuno modulatory effects of probiotics in the intestinal tract. Current Issues Molecular biololgy, 10 (1/2), 37.

Deriu, E., Liu, J.Z., Pezeshki, M., Edwards, R.A., Ochoa, R.J., Contreras, H., Libby, S.J., Fang, F.C., Raffatellu, M., 2013.Probiotic bacteria reduce *Salmonella typhimurium* intestinal colonization by competing for iron. Cell Host Microbe, 14, 26-37.

Dima, ST., Bahrim, G., Iordachescu, G., 2014. Fontes, Produção e Microencapsulação de Probióticos. In: Semih Otleş (ed.), Prebióticos em Nutrição Alimentar e Saúde, CRC PressTaylor&Francis Group, Boca Raton, FL, EUA, , pp. 25-50.

Domingo, J.J.S., 2017.Revisão do papel dos probióticos nas doenças gastrointestinais em adultos. Gastroenterologia y Hepatologia, 40(6), 417-429.

Dover, S.E., Aroutcheva, A.A., Faro, S., Chikindas, M.L., 2008. Os antimicrobianos naturais e o seu papel na saúde vaginal: uma breve revisão. International Journal of Probiotics and Prebiotics, 3, 219-230.

Duncan, B., 2013. Prebióticos, probióticos e promoção da saúde: An Overview, Watson R. R., Preedy V.R.(eds), In: Bioactive Food as Dietary Interventions for Liver and Gastrointestinal Disease, pp. 449-463, Elsevier, Inc., Amsterdam. http://dx.doi.org/10.1016/B978-0-12-397154-8.00005-1.

Eguchi, S., Takatsuki, M., Hidaka, M., Soyama, A., Ichikawa, T., Kanematsu, T., 2011. Tratamento sinbiótico perioperatório para prevenir complicações infecciosas em pacientes após transplante eletivo de fígado de doador vivo: Um estudo prospetivo e aleatório. American Journal of Surgery, 201(4), 498-502.

EFSA, 2007. Orientações científicas e técnicas para a preparação e apresentação do pedido de autorização de uma alegação de saúde (Pedido n.º EFSA-Q-2007-066).

Falagas, M.E., Betsi, G.I., Athanasiou, S., 2006. Probióticos para a prevenção da candidíase vulvovaginal recorrente: uma revisão. Journal of Antimicrobial Chemotherapy, 58, 266-272.

El-Nezami, H. S., Polychronaki, N. N., Ma, J., Zhu, H., Ling, W., Salminen, E. K., Juvonen, R. O., Salminen, S. J., Poussa, T., Mykkanen, H. M., 2006. Probiotic supplementation reduces a biomarker for increased risk of liver cancer in young men from Southern China. The American Journal of Clinical Nutrition, 83(5), 1199-1203. [Randomized ControlledTrial; Research Support, Non-U.S. Gov't].

Everard, A., Belzer, C., Geurts, L., Ouwerkerk, J.P., Druart, C., Bindels, L.B., Guiot, Y., Derrien, M., Muccioli, G.G., Delzenne, N.M., de Vos, W.M., Cani, P.D., 2013. O cross-talk entre *Akkermansia muciniphila* e o epitélio intestinal controla a obesidade induzida por dieta. PNAS, 110, 9066-9071.

Fâk, F., Backhed, F., 2012. *O Lactobacillus reuteri* previne a obesidade induzida pela dieta, mas não a aterosclerose, de uma forma dependente da estirpe. Camundongos Apoe-/-. PLoS ONE 7(10), e46837.

FDA, 2003. Guidance Interim Procedures for Qualified Health Claims in the Labelling of Conventional Human Food and Human Dietary Supplements (Procedimentos provisórios de orientação para alegações de saúde qualificadas na rotulagem de alimentos convencionais para consumo humano e suplementos dietéticos para consumo humano).

Fioramonti, J., Theodorou, V., Bueno, L., 2003. Probióticos: o que são? Quais são os seus efeitos na fisiologia intestinal? Melhores práticas e investigação: Clinical Gastroenterology, 17, 711-724.

Organização das Nações Unidas para a Alimentação e a Agricultura (FAO). Guidelines for the Evaluation of Probiotics in Food; Report of a Joint FAO/WHO Working Group on Drafting Guidelines for the Evaluation of Probiotics in Food; FAO: London,ON, Canada, 30 April-1 May 2002.

Forssten, S.D., Korczyηska, M.Z., Zwijsen, R.M.L., Noordman, W.H., Madetoja, M., Ouwehand, A.C., 2013. Alterações nas concentrações da hormona da saciedade e na ingestão de alimentos em ratos em resposta a bactérias do ácido lático. Appetite, 71, 16-21.

Fotiadis, C.I., Stoidis, C.N., Spyropoulos, B.G., Zografos, E.D., 2008. Role of probiotics, prebiotics and synbiotics in chemoprevention for colorectal cancer (Papel dos probióticos, prebióticos e simbióticos na quimioprevenção do cancro colorrectal). Jornal Mundial de Gastroenterologia, 14, 6453.

Fuchs-Tarlovsky, V., Marquez-Barba, M.F., Sriram, K., 2016.Probióticos na prática dermatológica. Nutrição, 32, 289-295.

Fuller, R., 1989. Probiotics in man and animals (Probióticos no homem e nos animais). Journal of Applied Microbiology, 66, 365-378.

Gaggia, F., Mattarelli, P., Biavati, B., 2010. Probióticos e prebióticos na alimentação animal para uma produção alimentar segura. Jornal Internacional de Microbiologia Alimentar, 141, S15- S28.

Gasser, F., 1994. Segurança das bactérias do ácido lático e sua ocorrência em infecções clínicas humanas. Bulletin de l'Institut Pasteur, 92, 45-67.

Gilliland, S.E., Nelson, C.R., Maxwell, C., 1985. Assimilação de colesterol por *Lactobacillus acidophilus*. Applied and Environmental Microbiology, 49 (2), 377381.

Gille, C., Boer, B., Marschal, M., Urschitz, M.S., Heinecke, V., Hund, V., Speidel, S., Tarnow, I., Mylonas, I., Franz, A., Engel, C., Poets, C.F., 2016. Efeito dos probióticos na saúde vaginal na gravidez. EFFPRO, um ensaio clínico randomizado e controlado.American Journal of Obstetrics and Gynecology, 215:608.e1-7.

Giovannini, M., Agostoni, C., Riva, E., Salvini, F., Ruscitto, A., Zuccotti, G.V., Radaelli, G., 2007. Um ensaio aleatório, prospetivo, duplamente cego e controlado sobre os efeitos do consumo a longo prazo de leite fermentado contendo Lactobacillus casei em crianças em idade pré-escolar com asma alérgica e/ou rinite. Pediatrics Research, 62, 215-220.

Guarner, F., Schaafsma, G.J., 1998. Probióticos. International Journal Food Microbiology, 39, 237-238.

Guglielmetti, S., Mora, D., Gschwender, M., Popp, K., 2011. Ensaio clínico aleatório: *Bifidobacterium bifidum* MIMBb75 alivia significativamente a síndrome do intestino irritável e melhora a qualidade de vida - um estudo em dupla ocultação, controlado por placebo. Aliment Pharmacololgy Therapy, 33, 1123-1132.

Gupta, V., Garg, R., 2009. Probiotics. Jornal Indiano de Microbiologia Médica, 27(3), 202-209.

Gupta, N., Kumar, A., Sharma, P., Garg, V., Sharma, B. C., Sarin, S. K., 2013. Efeitos do probiótico adjuvanteVSL#3 na hemodinâmica portal em pacientes com cirrose e grandes varizes: Um ensaio aleatório. Liver International, 33(8), 11481157. doi:10.1111/liv.12172. [Estudo Comparativo; Ensaio Controlado Aleatório; Apoio à Investigação, Não Governamental].

Haller, O., Stertz, S., Kochs, G., 2007. A família Mx GTPase de proteínas antivirais induzidas por interferão. Microbes and Infection, 9(14-15), 1636-1643.

Hardy, H., Harris, J., Lyon, E., Beal, J., Foey, A., 2013. Probióticos, prebióticos e imunomodulação das defesas da mucosa intestinal: homeostase e imunopatologia, Nutrientes, 5, 1869-1912.

Harish, K., Varghese, T., 2006. Probiotics in humans-evidence based review. Calicut Medical Journal, 4(4):e3.

Hay, P., 2014. Vaginose bacteriana. Medicina 42, 359-363.

Helin, T., Haahtela, S., Haahtela, T., 2007. Nenhum efeito do tratamento oral com uma estirpe bacteriana intestinal, *Lactobacillus rhamnosus* (ATCC 53103), na alergia ao pólen de bétula: um estudo duplamente cego controlado por placebo. Allergy, 57, 243-246.

Henao-Mejia, J., Elinav, E., Thaiss, C. A., Licona-Limon, P., Flavell, R. A., 2013. Papel do microbioma intestinal na doença hepática. Journal of Autoimmunity, 46, 6673.

Hill, D.R., Ryan, E.T., 2008. Management of travellers'diarrhoea. BMJ, 337.

Hill, C.; Guarner, F.; Reid, G.; Gibson, G.R.; Merenstein, D.J.; Pot, B.; Morelli, L.; Canani, R.B.; Flint, H.J.;Salminen, S., Calder, P.C., Sanders, M.E.,2014.Documento de consenso de especialistas: A declaração de consenso da Associação Científica Internacional de Probióticos e Prebióticos sobre o escopo e o uso apropriado do termo probiótico. Nature Reviews Gastroenterology and Hepatology, 11, 506-514.

Hirayama, K., Rafter, J., 2000. O papel das bactérias probióticas na prevenção do cancro. Microbes Infections, 2, 681-686.

Hol, J., van Leer, E.H., Elink-Schuurman, B.E., de Ruiter, L.F., Samsom, J.N., Hop, W., Neijens, H.J., de Jongste, J.C., Nieuwenhuis, E.E.S., 2008. A aquisição de tolerância ao leite de vaca através da suplementação com probióticos: um ensaio aleatório e controlado. Journal of Allergy and Clinical Immunology, 121, 448-454.

Homayouni, A., Payahoo, L., Azizi, A., 2012. Efeitos dos probióticos no perfil lipídico: uma revisão. American Journal of Food Technololgy, 7(5).

Honda, Y., Yamagiwa, S., Matsuda, Y., Takamura, M., Ichida, T., Aoyagi, Y., 2007. Expressão alterada do homólogo de TLR RP105 em monócitos hipersensíveis a LPS em pacientes com cirrose biliar primária. Journal of Hepatology, 47(3), 404-411. [Apoio à investigação, não governamental].

Hosel, M., Broxtermann, M., Janicki, H., Esser, K., Arzberger, S., Hartmann, P., Gillen, S., Kleeff, J., Stabenow, D., Odenthal, M., Knolle, P., Hallek, M., Protzer, U., Büning, H., 2012. Resposta imune inata mediada pelo recetor Toll-like 2 em células hepáticas não parenquimatosas humanas para vetores virais adeno-associados. Hepatology (Baltimore, Md.), 55(1), 287-297. [Apoio à investigação, não governamental dos EUA].

Hosono, A., 1992. Leite fermentado no oriente. In: Naga sawa, Y., Hosono, A. (Eds.), Functions of Fermented Milk: Challenges for the Health Sciences. Elsevier Applied Science, Londres, Reino Unido, pp.61-78.

Hosona, A., Tono-oka, T., 1995. Binding of cholesterol with lactic acidbacterial cells. Milchwissenchaft 51, 619-623.

Hylemond, P.B., 1985. Metabolismo dos ácidos biliares na microflora intestinal. In: Danielson, H., Sjovall, J. (Eds.), Sterols and Bile Acids. Elsevier Science, Nova Iorque, pp. 331-343.

Indu, P.K., Kanwaljit, C., Amarpreet, S, 2002. Probióticos: potenciais aplicações farmacêuticas. Jornal Europeu de Ciências Farmacêuticas, 15, 1-9.

Isolauri, E., Kirjavainen, P.V., Salminen, S., 2002. Probiotics: a role in the treatment of intestinal infection and inflammation (Probióticos: um papel no tratamento da infeção e inflamação intestinais). Gut, 50 (suppl 3), iii54-iii59.

Janik, R., Thomason, L.A.M., Stanisz, A.M., Forsythe, P., Bienenstock, J., Stanisz, G.J., 2016. A espetroscopia de ressonância magnética revela a promoção oral de *Lactobacillus* de aumentos no GABA cerebral, N-acetil aspartato e glutamato. Neuroimage, 125, 988995.

Jonkers, D., Penders, J., Masclee, A., Pierik, M., 2012. Probióticos no tratamento da doença inflamatória intestinal. Drugs, 72, 803-823.

Jung, G.W., Tse, J.E., Guiha, I., Rao, J., 2013. Estudo prospetivo, randomizado e aberto comparando a segurança, eficácia e tolerabilidade de um regime de tratamento da acne com e sem um suplemento probiótico e minociclina em indivíduos com acne leve a moderada. Journal of Cutaneous Medicine and Surgery, 17, 114-22.

Kalliomaki, M., Salminen, S., Poussa, T., Isolauri, E., 2007. Probióticos durante os primeiros 7 anos de vida: uma redução cumulativa do risco de eczema num ensaio aleatório controlado por placebo. Journal of Allergy and Clinical Immunology, 119,1019-1021.

Karczewski, J., Troost, F.J., Konings, I., Dekker, J., Kleerebezem, M., Brummer, R.J.M., Wells, J.M., 2010. Regulação das proteínas da junção apertada epitelial humana por *Lactobacillus plantarum* in vivo e efeitos protectores na barreira epitelial. American Journal of Physiology. Gastrointestinal and Liver Physiology, 298, G851-G859.

Kaur, N., Gupta, A.K., 2002. Applications of inulin and oligofructose in health and nutrition (Aplicações da inulina e da oligofrutose na saúde e na nutrição). Journal of Bioscience, 27, 703-714.

Kelesidis, T., Pothoulakis, C., 2012. Eficácia e segurança do probiótico *Saccharomyces boulardii* para a prevenção e terapia de distúrbios gastrointestinais. TherapeuticAdvances in Gastroenterology, 5, 111-125.

Kim, H.J., Vazquez Roque, M.I., Camilleri, M., Stephens, D., Burton, D.D., Baxter, K., Zinsmeister, A.R., 2005. Um ensaio aleatório controlado de uma combinação de probióticos VSL#3 e placebo na síndrome do intestino irritável com inchaço. Neuro-gastroenterologia e Motilidade, 17, 687-696.

Kumar, M., Verma, V., Nagpal, R., Kumar, A., Gautam, S. K., Behare, P. V., Grover, C. R., Aggarwal, P. K., 2011. Effect of probiotic fermented milk and chlorophyllin on gene expressions and genotoxicity during AFB(1)-induced hepatocellular carcinoma. Gene, 490(1-2), 54-59. [Carta; Apoio à investigação, não governamental].

Lebeer, S., Bron, P.A., Marco, M.L., Van Pijkeren, J.P., O'Connell Motherway, M., Hill, C., Pot, B., Roos, S., Klaenhamme, T., 2018. Identificação de moléculas efetoras probióticas: estado atual e perspectivas futuras. Opinião Atual em Biotecnologia, 49, 217-223.

Lee, Y.K., 2013. Effects of diet on gut microbiota profile and the implications forhealth and disease, Bioscience of Microbiota, Food and Health, 32(1), 1-12.

Lee, J., Seto, D., Bielory, L., 2008. Meta-análise de ensaios clínicos de probióticos para prevenção e tratamento da dermatite atópica pediátrica. Journal of Allergy and Clinical Immunology, 121,116-121.

Lee, J.H., Nam, S.H., Seo, W.T., Yun, H.D., Hong, S.Y., Kim, M.K., Cho, K.M., 2012. A produção de surfactina durante a fermentação de cheonggukjang *bypotentialprobioticBacillussubtilisCSY191andtheresultantgrowth* suppression of of of MCF-7 human breast cancer cells. Food Chemistry, 131, 1347-1354.

Lee, D. K., Kang, J. Y., Shin, H. S., Park, I. H., Ha, N. J., 2013. Atividade antiviral de Bifidobacterium adolescentis SPM0212 contra o vírus da hepatite B. Arquivos de Pesquisa Farmacêutica, 36(12), 1525-1532.

Lilly, D.M., Stillwell, R.H.,1965. Probióticos: Factores de promoção do crescimento produzidos por microorganismos. Science, 147, 747-748.

Liu, H.Y., Roos, S., Jonsson, H., Ahl, D., Dicksved, J., Lindberg, J.E., Lundh, T., 2015. Efeitos de *Lactobacillus johnsonii* e *Lactobacillus reuteri* na função de barreira intestinal e proteínas de choque térmico em células epiteliais intestinais de suínos. Physiological Reports 3(4), e12355S.

Lorenzo, C., Laura, M., Verónica, S., Francesco, L., Francesco, A., 2014. Plasticidade das células T helper na inflamação. Cytometry part A, 85(1), 36-42.

Maftei Aron, N., Boev Găureanu, M., Bahrim, G., 2015. Probióticos e efeito terapêutico na prática clínica - Revisão. Romaniana Biotehnological Letters, 20(1), 10162-10175.

Mailander-Sànchez, D., Wagener, J., Schaller, M., 2012. Potencial papel das bactérias probióticas no tratamento e prevenção da candidíase localizada. Mycoses, 55, 17-26.

McFarland, L.V., 2006. Meta-análise de probióticos para a prevenção de diarreia associada a antibióticos e para o tratamento da doença *de Clostridium difficile.* American Journal of Gastroenterology, 101, 812-822.

Makras, L., Triantafyllou, V., Fayol-Messaoudi, D., Adriany, T., Zoumpopoulou, G., Tsakalidou, E., Servin, A., De Vuyst, L., 2006. Kinetic analysis of the antibacterial activity of probiotic lactobacilli towards *Salmonella enterica* serovar *Typhimurium* reveals a role for lactic acid and other inhibitory compounds. Investigação em Microbiologia, 157, 241-247.

Mann, G.V., Spoerry, A., 1974. Estudos de um surfactante e colesteremia nos Maasai. American Journal of Clinical Nutrition, 27, 464-469.

Mandair, D. S., Rossi, R. E., Pericleous, M., Whyand, T., Caplin, M., 2014. O impacto da dieta e da nutrição na prevenção e progressão do carcinoma hepatocelular. Revisão de Especialistas em Gastroenterologia e Hepatologia, 8(4), 369-382.

Mao, T. K., Lian, Z. X., Selmi, C., Ichiki, Y., Ashwood, P., Ansari, A. A., Coppel, R. L., Shimoda, S., Ishibashi, H., Gershwin, M. E., 2005. Altered monocyte responses to defined TLR ligands in patients with primary biliary cirrhosis. Hepatology (Baltimore,

Md.), 42(4), 802-808.

Markowiak, P., Slizewska, K., 2017. Efeitos dos probióticos, prebióticos e simbióticos na saúde humana. Nutrientes, 9, 1021, doi:10.3390/nu9091021.

Marteau, P.R., de Vrese, M., Cellier, C.J., Schrezenmeir, J., 2001. Proteção contra doenças gastrointestinais com a utilização de probióticos. The American Journal of Clinical Nutrition (Suppl.) 73, 430-436.

Marteau, P., Pochart, P., Bouhnik, Y., Rambaud, J.C., 1993. Destino e efeitos de alguns microrganismos em trânsito no trato gastrointestinal humano. World Review of Nutrition and Dietetics, 74, 1-21.

Mastromarino, P., Vitali, B., Mosca, L., 2013. Vaginose bacteriana: Uma revisão sobre ensaios clínicos com probióticos. New Microbiologica, 36, 229-238.

McFarland, L.V., 2007. Meta-análise de probióticos para a prevenção da diarreia do viajante. Travel Medicine and Infectious Disease, 5, 97-105.

Metchnikoff, I.I., 2004. O Prolongamento da Vida: Estudos optimistas. Springer Publishing Company, Nova Iorque, NY, EUA.

Michail, S., 2009. O papel dos probióticos nas doenças alérgicas. Alergia, Asma e Imunologia Clínica, 5, 5.

Miquel, S., Martin, R., Rossi, O., Bermudez-Humaran, L.G., Chatel, J.M., Sokol, H., M Thomas, M., Wells, J.M., Langella, P., 2013. *Faecalibacterium prausnitzii* e saúde intestinal humana. Opinião Atual em Microbiologia, 2013, 16:255-261.

Muizzuddin, N., Maher, W., Sullivan, M., Schnittger, S., Mammone, T., 2012. Efeito fisiológico de um probiótico na pele.Journalof Cosmet Science, 63, 385-95.

Neyrinck, A. M., Possemiers, S., Verstraete, W., De Backer, F., D. Cani, P.D., Delzenne, N.M., 2012. A modulação dietética de bactérias intestinais do cluster clostridial XIVa (Roseburia spp.) Por fibra de quitina-glucano melhora as alterações metabólicas do hospedeiro induzidas por dieta rica em gordura em ratos. Journal of Nutritional Biochemistry, 23, 51-59.

Noonan, W.P., Noonan, C., 2004. Requisitos legais para as alegações de "alimentos funcionais". Toxicology Letters, 150, 19-24.

Oelschlaeger, T.A., 2010. Mecanismos de ação dos probióticos - Uma revisão. Jornal Internacional de Microbiologia Médica, 300, 57-62.

O'Shea, E.F., O'Connor, P.M., Raftis, E.J., O'Toole, P.W., Stanton, C., Cotter, P.D., Ross, R.P., Hill, C., 2011. Produção de múltiplas bacteriocinas a partir de um único locus por estirpes gastrointestinais de *Lactobacillus salivarius*. Journal of Bacteriology, 193, 6973-6982.

O'Toole, P. W., Marchesi, J. R., Hill, C., 2017. Probióticos de próxima geração: o espetro de probióticos a bioterapêuticos vivos. Nature Microbiology, 2, 1-6, http://dx.doi.org/10.1038/nmicrobiol.2017.57.

Panda, A.K., Rao, S.V.R., Raju, M.V., Sharma, S.R., 2006. Suplementação dietética de *Lactobacillus sporogenes* no desempenho e no perfil bioquímico-lipídico sérico de frangos de carne. The Journal of Poultry Science, 43, 235-240.

Pandey, K.R., Naik, S.R., Vakil, B.V., 2015. Probióticos, prebióticos e simbióticos - uma revisão. Journal of Food Science and Technology, 52, 7577-7587.

Parker, R.B., 1974. Probiotics, the other half of the antibiotic story. Animal Nutrition and Health, 29, 4-8.

Parker, E.A., Roy, T., D'Adamo, C.R., Wieland, L.S., 2018. Probióticos e condições gastrointestinais: Uma visão geral das evidências da Colaboração Cochrane. Nutrição, 45, 125-134.

Pena, A.S., 2007. Flora intestinal, probióticos, prebióticos, simbióticos e novos alimentos. Revista Espanhola de Enfermidades Digestivas, 99, 653.

Pereg, D., Kotliroff, A., Gadoth, N., Hadary, R., Lishner, M., Kitay Cohen, Y., 2011. Probióticos para pacientes com cirrose hepática compensada: A double-blind placebo-controlled study. Nutrition (Burbank, Los Angeles County, Calif.), 27(2), 177-181.

Pawar, R. R., Pardeshi, M. L., Ghongane, B. B., 2014. Estudo dos efeitos dos

Lactobacilos probióticos na prevenção das principais complicações em pacientes com cirrose hepática.

Revista Internacional de Investigação em Ciências Farmacêuticas e Biomédicas, 3(1), 206-2011.

Perez-Burgos, A., Wang, L., McVey Neufeld, K.A., Mao, Y.K., Ahmadzai, M., Janssen, L.J., Stanisz, A.M., Bienenstock, J., Kunze, W.A., 2015. O canal TRPV1 em roedores é um alvo importante para o efeito antinociceptivo do probiótico *Lactobacillus reuteri* DSM 17938. Jornal de Fisiologia, 593, 3943-3957.

Rampersaud, R., Randis, T.M., Ratner, A.J., 2012. Microbiota do trato genital superior e inferior. Seminários em Medicina Fetal e Neonatal, 17, 51-57.

Ranjbar, F., Akbarzadeh, F., Homayouni, A., 2016. Probiotics Usage in Heart Disease and Psychiatry, capítulo 61, no livro: Probióticos, Prebióticos, e Synbiotics Bioactive Foods in Health Promotion: Probiotics and prebiotics, Editado por R. Ross Watson e V. R. Preedy. Elsevier Inc., Academic Press, 125 London Wall, London, EC2Y 5AS, UK, ISBN: 978-0-12-802189-7pp.807-811.

Rasic, J.L., Vujicic, I.F., Skrinjar, M., Vulic, M., 1992. Assimilação do colesterol por algumas culturas de bactérias do ácido lático e bifidobactérias. Biotechnological Letters, 14 (1), 39-44.

Rayes, N., Seehofer, D., Theruvath, T., Schiller, R. A., Langrehr, J. M., Jonas, S., Bengmark, S., Neuhaus, P., 2005. O fornecimento de pré e probióticos reduz as taxas de infeção bacteriana após o transplante de fígado - Um ensaio aleatório e em dupla ocultação. American Journal of Transplantation, 5(1), 125-130.

Reid, G., 2016. Probióticos: definição, âmbito e mecanismos de ação. Melhores Práticas e Investigação em Gastroenterologia Clínica, 30, 17-25.

Reid, G., Sanders, M.E., Gaskins, H.R., Gibson, G.R., Mercenier, A., Rastall, R., Roberfroid, M., Rowland, I., Cherbut, C., Klaenhammer, T.R., 2003. New scientific paradigms for Probiotics and prebiotics (Novos paradigmas científicos para probióticos e prebióticos). Journal of Clinical Gastroenterology 37, 105-118.

Resta-Lenert, S., Barrett, K., 2003. Live probiotics protect intestinal epithelial cells from the effects of infection with entero invasive *Escherichia coli* (EIEC), Gut 52, 988-997.

Salminen, S., von Wright, A., 1998. Probióticos actuais - segurança garantida? Microbial Ecology in Health and Disease, 10, 68-77.

Salminen, S., von Wright, A., Morelli, L., Marteau, P., Brassard, D., de Vos, W.M., Fondén, R., Saxelin, M., Collins, K., Mogensen, G., Birkeland, S.E., Mattila-Sandholm, T., 1998. Demonstração da segurança dos probióticos - uma revisão. International Journal Food Microbiology, 44, 93-106.

Sanders, M.E., Benson, A., Lebeer, S., Merenstein, D.J., Klaenhammer, T.R., 2018. Mecanismos compartilhados entre os taxa probióticos: implicações para reivindicações probióticas gerais. Opinião Atual em Biotecnologia, 49, 207-216.

Sanders, M.E., Tompkins, T., Heimbach, J., Kolida, S., 2005. Weight of evidence needed to substantiate a health effect for probiotics and prebiotics. Regulatory considerations in Canada, E.U., and U.S. European Journal of Nutrition, 44, 303-310.

Sheil, B., Shanahan, F., O'Mahony, L., 2007. Probiotic effects oninflammatory bowel disease. Journal of Nutrition, 137, 819S-824S.

Shimoda, S., Harada, K., Niiro, H., Shirabe, K., Taketomi, A., Maehara, Y., Tsuneyama, K., Leung, P., Ansari, A. A., Gershwin, M. E., Akashi, K., 2011. Interação entre os receptores do tipo Toll e as células assassinas naturais na destruição das vias biliares na cirrose biliar primária. Hepatology (Baltimore, Md.), 53(4), 12701281.

Schwebke, J.R., 2001. O papel da flora vaginal como barreira à aquisição do VIH é atualmente infecioso. Disease Reports, 3, 152-155.

Shiou, R., Yu, Y., Guo, Y., He, S.M., Andrew, C.H.M., Hoenig, J., Sun, J., Petrof, E.O., Claud, E.C., 2013. Proteção sinérgica de meios condicionados probióticos combinados contra lesão intestinal semelhante à enterocolite necrosante neonatal. Public Library of Science ONE 8 (5) e65108.

Simon, M.C., Strassburger, K., Nowotny, B., Kolb, H., Nowotny, P., Burkart, V.,

Zivehe, F., Hwang, J.H., Stehle, P., Pacini, G., Hartmann, B.,Holst, J.J., MacKenzie, C., Bindels, C.L., Martinez, I., Walter, J., Henrich, B., Schloot, N.C.,Roden, M., 2015. A ingestão de *Lactobacillus reuteri* melhora a secreção de incretina e insulina em humanos tolerantes à glicose: uma prova de conceito. Diabetes Care, 38, 1827-1834.

Sobel, J.D., 2014. Candidíase genital. Medicina, 42, 364-368.

Soh, S. E., Ong, D. Q., Gerez, I., Zhang, X., Chollate, P., Shek, L. P., Lee, B. W., Aw, M., 2010. Effect of probiotic supplementation in the first 6 months of life on specific antibody responses to infant Hepatitis B vaccination. Vaccine, 28(14), 25772579. [Estudo Comparativo; Ensaio Controlado Aleatório; Apoio à Investigação, Não Governamental dos EUA].

Stadlbauer, V., Mookerjee, R. P., Hodges, S., Wright, G. A., Davies, N. A., Jalan, R., 2008. Effect of probiotic treatment on deranged neutrophil function and cytokine responses in patients with compensated alcoholic cirrhosis. Journal of Hepatology, 48(6), 945-951.

Stetinova, V., Smetanova, L., Kvetina, J., Svoboda, Z., Zidek, Z., Tlaskalova-Hogenova, H., 2010. Integridade da monocamada de células Caco-2 e efeito dos componentes pró-bióticos de *Escherichia coli* Nissle 1917, Neuro Endocrinology Letters, 31 (2), 5156.

Sudha, R.M., Bhonagiri, S., 2012. Eficácia da estirpe única is-2 de *Bacillus coagulans* no tratamento de pacientes com diarreia aguda. Jornal Internacional de Probióticos e Prebióticos, 7(1).

Sun, X., Fiala, J. L., Lowery, D., 2016. Patente watch: modulando o microbioma humano com produtos bioterapêuticos vivos: paisagem de propriedade intelectual. Nature Reviews Drug Discovery, 15, 224-225.

Tang, R.B., Chang, J.K., Chen, H.L., 2015. Podem os probióticos ser utilizados para tratar doenças alérgicas? Jornal da Associação Médica Chinesa, 78, 154-157.

Teitelbaum, J.E., Walker, W.A., 2002. Nutritional impact of pre-and probiotics as protective gastrointestinal organisms (Impacto nutricional dos pré e probióticos como organismos protectores gastrointestinais). Annual Review of Nutriton, 22(1), 107-138.

te West, N.I.D., Moore, K.H., 2014. Infeção do trato urinário em ginecologia e obstetrícia. Obstetrícia, Ginecologia e Medicina Reprodutiva, 24, 321-325.

Thomas, C.M., Versalovic, J., 2010. Probiotics-host communication: modulationof signaling pathways in the intestine, Gut Microbes, 1 (3), 148-163.

Turroni, F., Serafini, F., Foroni, E., Duranti, S., Motherway, M.O., Taverniti, V., Mangifesta, M., Milani, C., Viappiani, A., Roversi, T., Sânchez, B., Santoni, A., Gioiosa, L., Ferrarini, A., Delledonne, M., Margolles, A., Piazza, L., Palanza, P., Bolchi, A., Guglielmetti, S., van Sinderen, D., Ventura, M., 2013. Papel do pili dependente de sortase de *Bifidobacterium bifidum* PRL2010in modulando as interações bactéria-hospedeiro, Proceedings of the National. Academia de Ciências dos EUA, 110 (27), 11151-11156.

Uehara, S., Monden, K., Nomoto, K., Seno, Y., Kariyama, R., Kumon, H., 2006. Um estudo piloto que avalia a segurança e a eficácia dos supositórios vaginais *de Lactobacillus* em pacientes com infeção recorrente do trato urinário. Jornal Internacional de Agentes Antimicrobianos, 28, S30-S34.

Veerappan, G.R., Betteridge, J., Young, P.E., 2012. Probióticos para o tratamento da doença inflamatória intestinal. Relatórios atuais de gastroenterologia, 14, 324-333.

Vergin, F., 1954. Anti-und Probiotica. Hipokrates, 25, 116-119.

Vivekananda, M.R., Vandana, K.L., Bhat, K.G., 2010. Efeito do probiótico *Lactobacilli peuteri* (Prodentis) na gestão da doença periodontal: um ensaio clínico aleatório preliminar. Jornal de Microbiologia Oral, 2, 1-9.

Vliagoftis, H., Kouranos, V.D., Betsi, G.I., Falagas, M.E., 2008. Probióticos para o tratamento da rinite alérgica e da asma: revisão sistemática de ensaios aleatórios controlados. Annals of Allergy, Asthma and Immunology, 101, 570-579.

Vonk, R.J., Reckman, G.A., Harmsen, H.J., Priebe, M.G., 2012. Probióticos e intolerância à lactose. http://dx.doi.org/10.5772/51424.

Yan, F., Liu, L., Dempsey, P.J., Tsai, Y.H., Raines, E.W., Wilson, C.L., Cao, H., Cao, Z., Liu, L., Polk, D.B., 2013. Uma proteína solúvel derivada de *Lactobacillus rhamnosus* GG, p40, estimula a liberação de ligante de células epiteliais intestinais para transativar o recetor do fator de crescimento epidérmico. The Journal of Biological Chemistry, 288, 3074230751.

Yang, G., Liu, Z.G., Yang, P.C., 2013. Tratamento da rinite alérgica com probióticos; uma abordagem alternativa. Revista Norte-Americana de Ciências Médicas, 5, 465-468.

Yi, S.H., Jernigan, J.A., McDonald, L.C., 2016. Prevalência do uso de probióticos em pacientes: um estudo descritivo de 145 hospitais dos EUA. Jornal Americano de Controlo de Infecções, 44, 548-53.

Xu, R. Y., Wan, Y. P., Fang, Q. Y., Lu, W., Cai, W., 2012. A suplementação com probióticos modifica a flora intestinal e atenua a acumulação de gordura no fígado no modelo de doença hepática gorda não alcoólica em ratos. Jornal de Bioquímica Clínica e Nutrição, 50(1), 7277.

Wade, W., 2013. O microbioma oral na saúde e na doença, Pharmacological Research, 69, 137-143.

Wang, B., Yao, M., Lv, L., Ling, Z., Li, L., 2017. A Microbiota Humana na Saúde e na Doença. Engenharia, 3, 71-82.

Wang, Y., Kuo, S., Shu, M., Yu, J., Huang, S., Dai, A., Two, A., Gallo, R.L., 2014. *Staphylococcus epidermidis* no microbioma da pele humana medeia a fermentação para inibir o crescimento de *Propionibacterium acnes*: implicações dos probióticos na acne vulgar. Microbiologia Aplicada e Biotecnologia, 98, 411-24.

Wang, S.X., Wu, W.C., 2005. Efeitos do stress psicológico na motilidade do intestino delgado, nas bactérias e na mucosa dos ratos. World Journal of Gastroenterology, 11, 2016-2021.

Watson, R.R., Preedy, V.R., 2010. Alimentos bioactivos na promoção da saúde: probióticos e prebióticos. Imprensa académica

West, C., Hammarstrom, M.L., Hernell, O., 2009. Os probióticos durante o desmame reduzem a incidência de eczema. Pediatric Allergy and Immunology, 20, 430-437.

Williams, H.C., Grindlay, D.J., 2010. O que há de novo no eczema atópico? Uma análise das revisões sistemáticas publicadas em 2007 e 2008. Parte 2. Prevenção e tratamento da doença. Clinical and Experimental Dermatology, 35, 223-227.

Witkin, S.S., Linhares, I.M., Giraldo, P., 2007. Flora bacteriana do trato genital feminino: função e regulação imunitária. Best Practice Reseach Clinical Obstetrics. And Gynaecololgy, 21, 347-354.

Woo, S.I., Kim, J.Y., Lee, Y.J., Kim, N.S., Hahn, Y.S., 2010. Effect of *Lactobacillus sakei* supplementation in children with atopic eczema-dermatitis syndrome, Annals of Allergy, Asthma and Immunology, 104, 343-348.

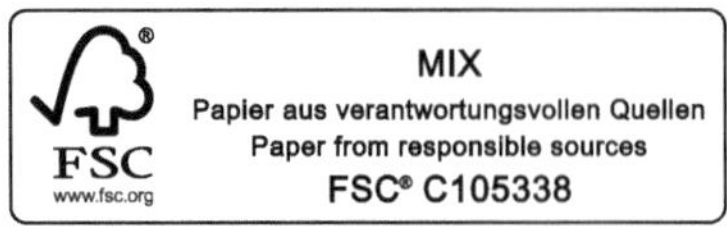

Printed by Books on Demand GmbH, Norderstedt / Germany